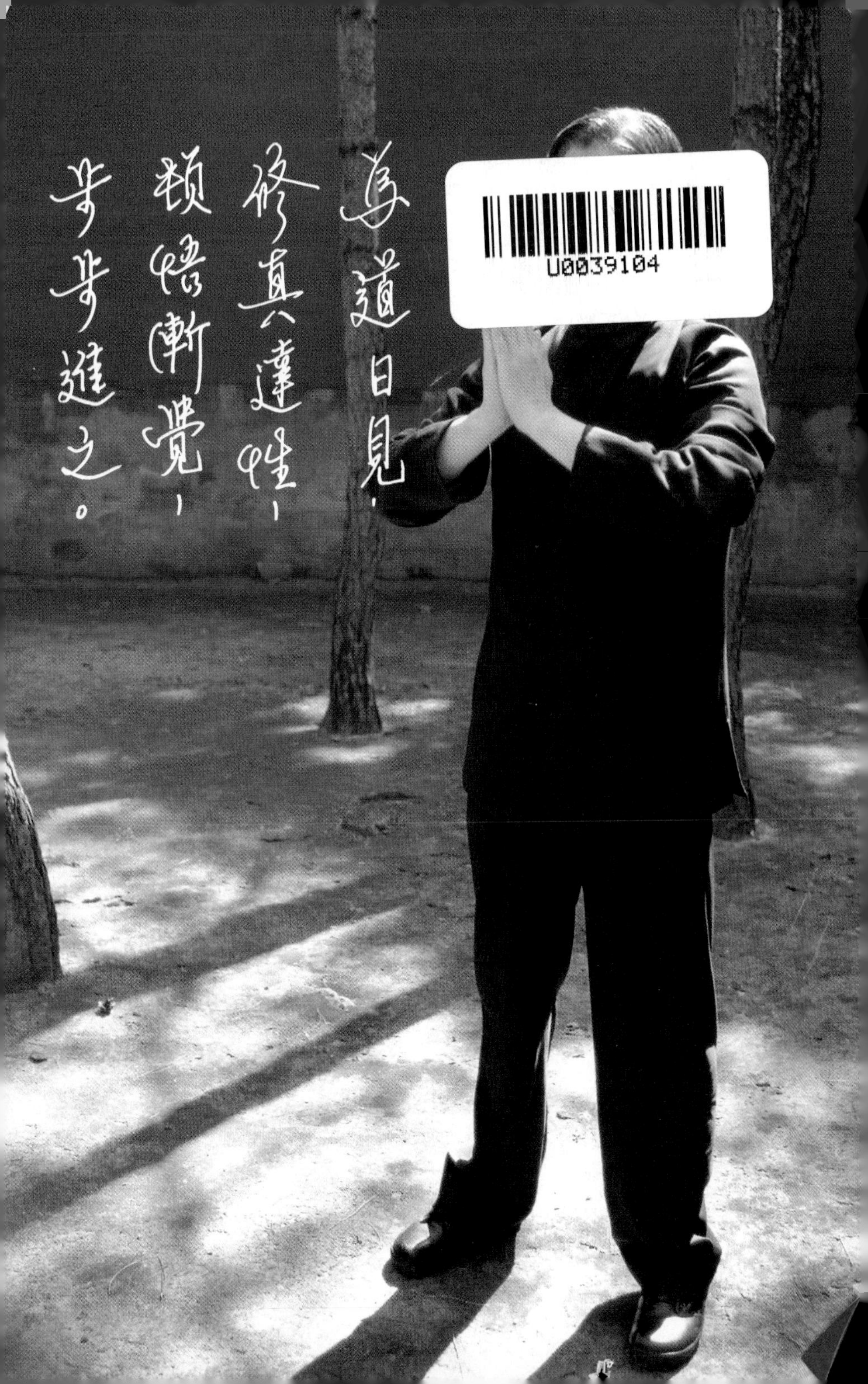
尋道日見，
修真達性，
頓悟漸覺，
步步進之。

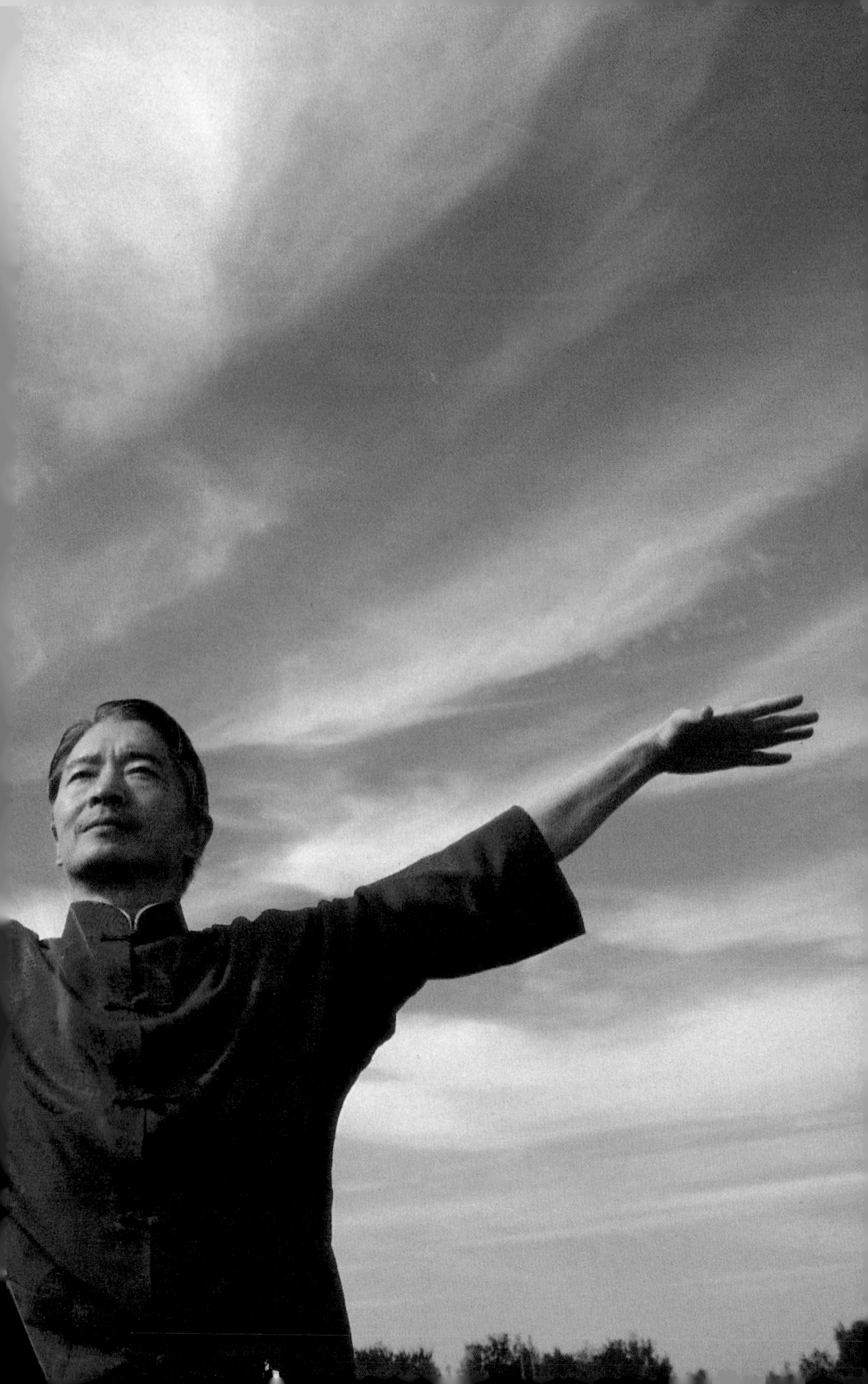

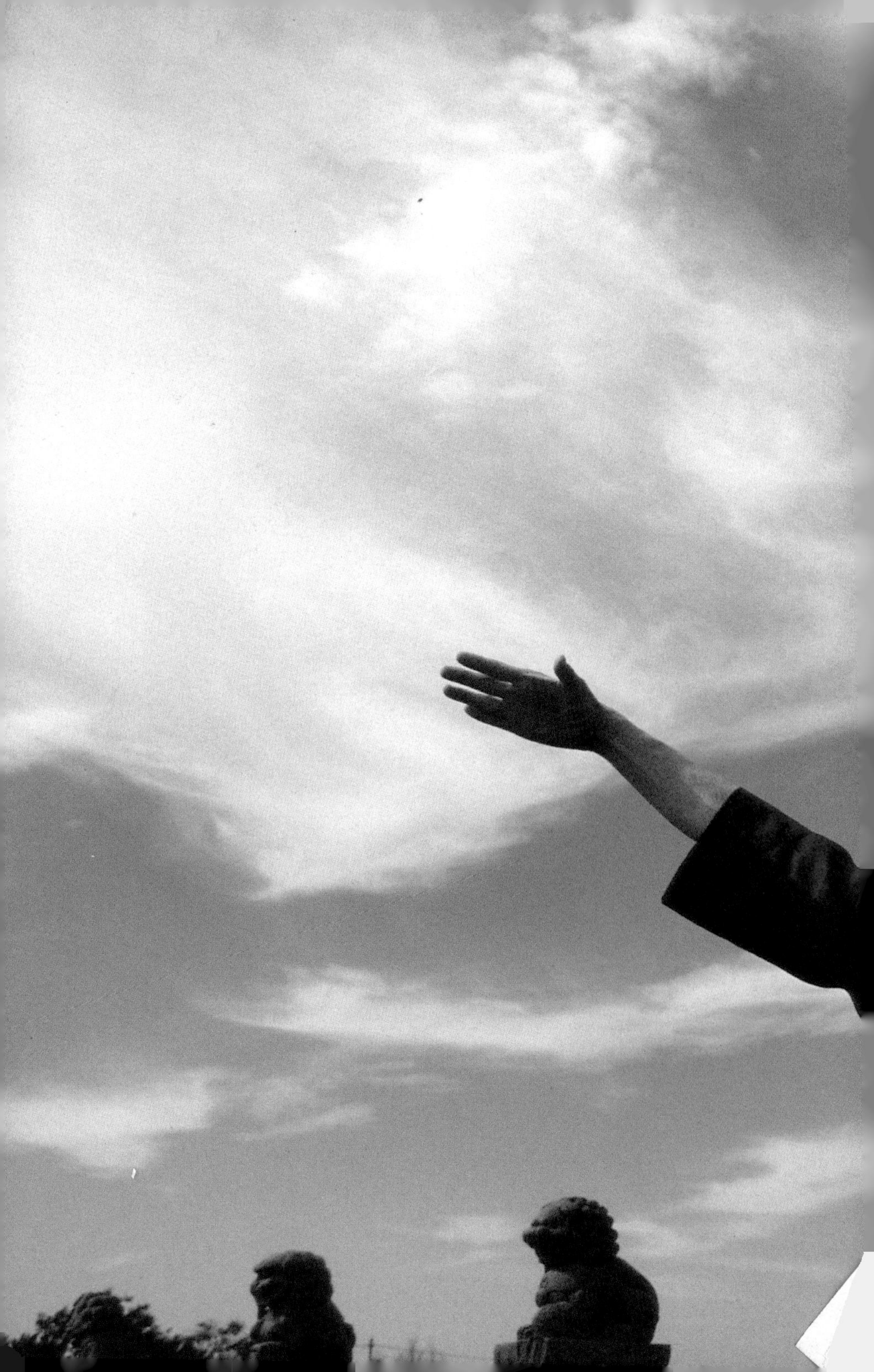

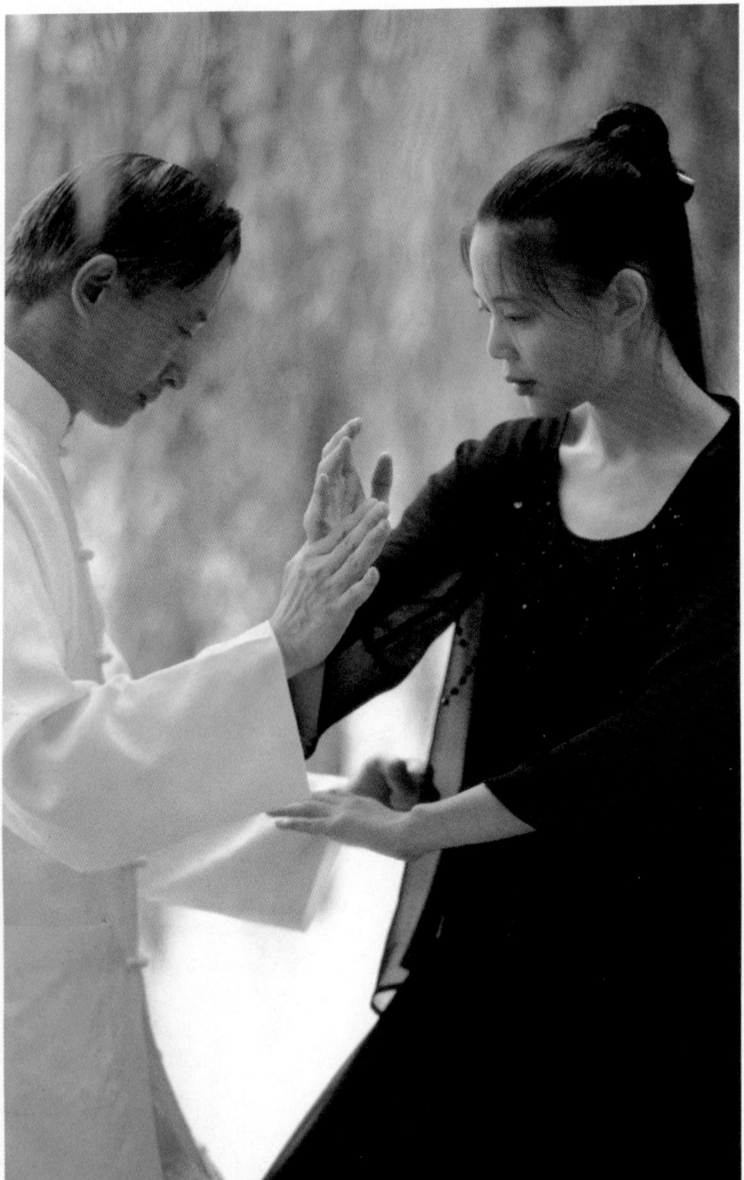

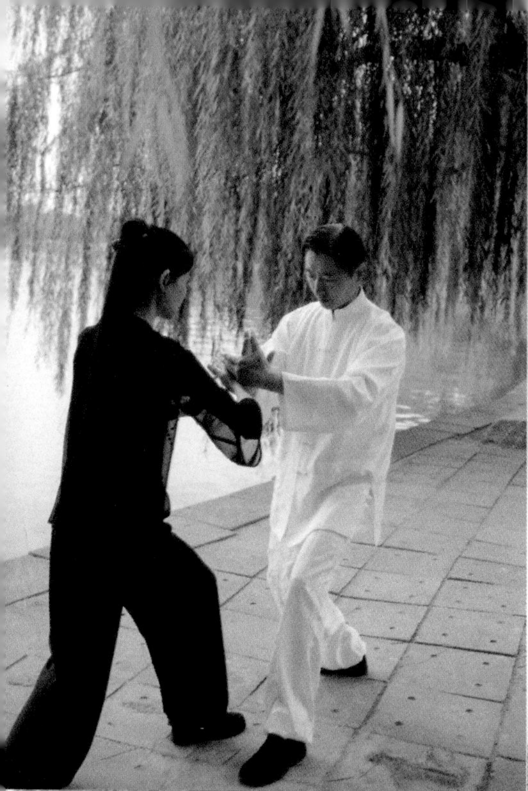
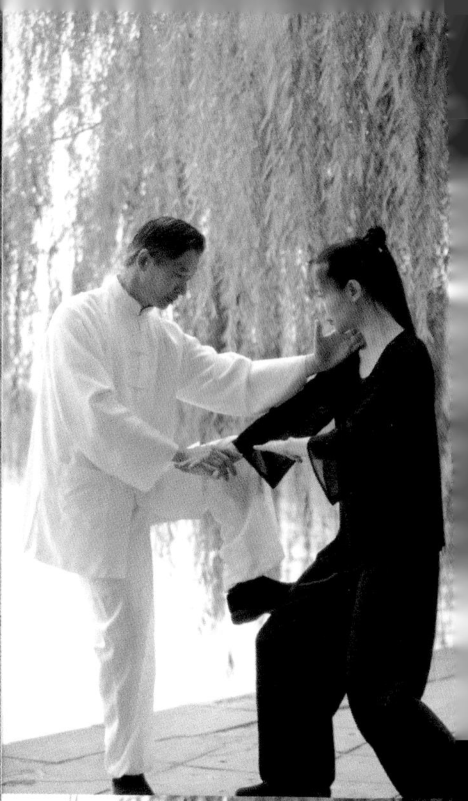
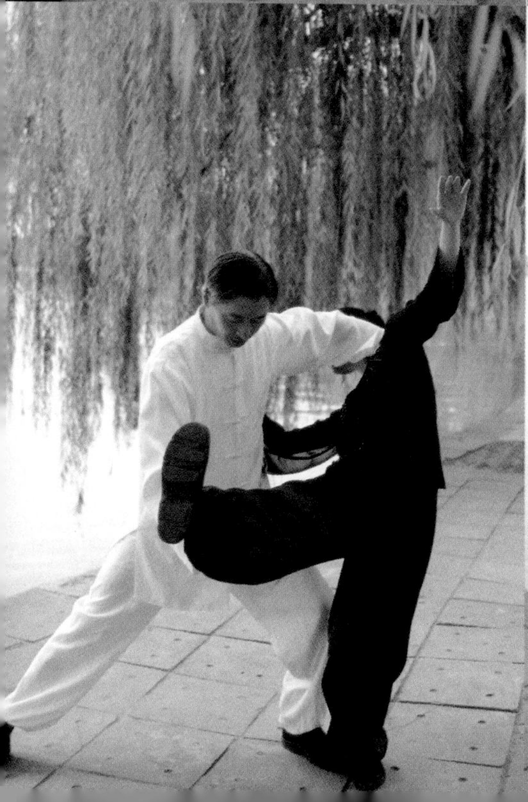
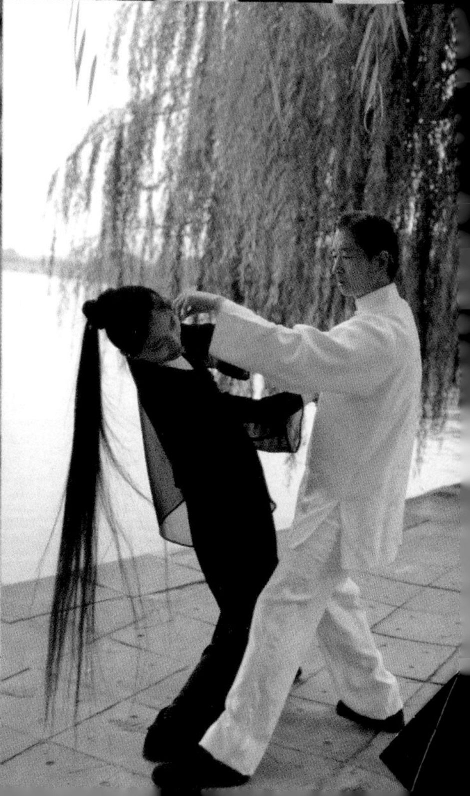

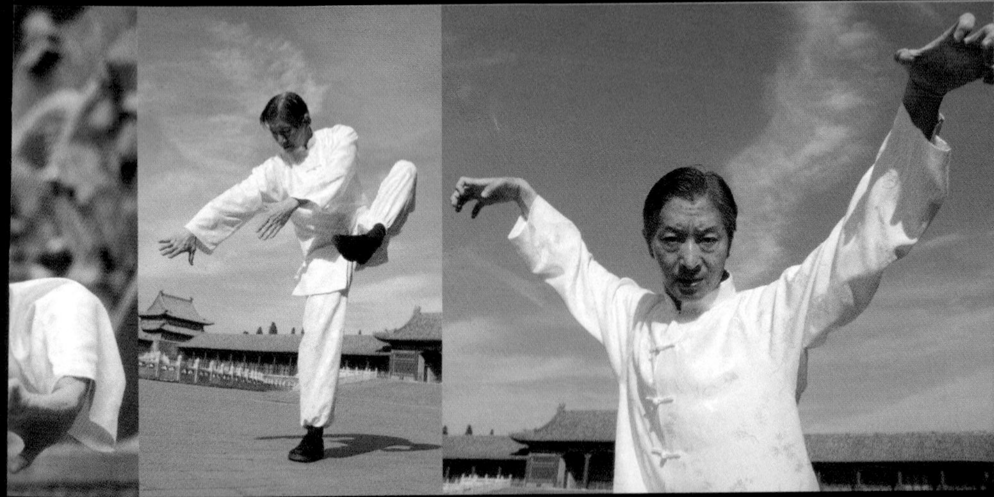

無迻而至，不疾而速，
虛靈變化，天長地久。

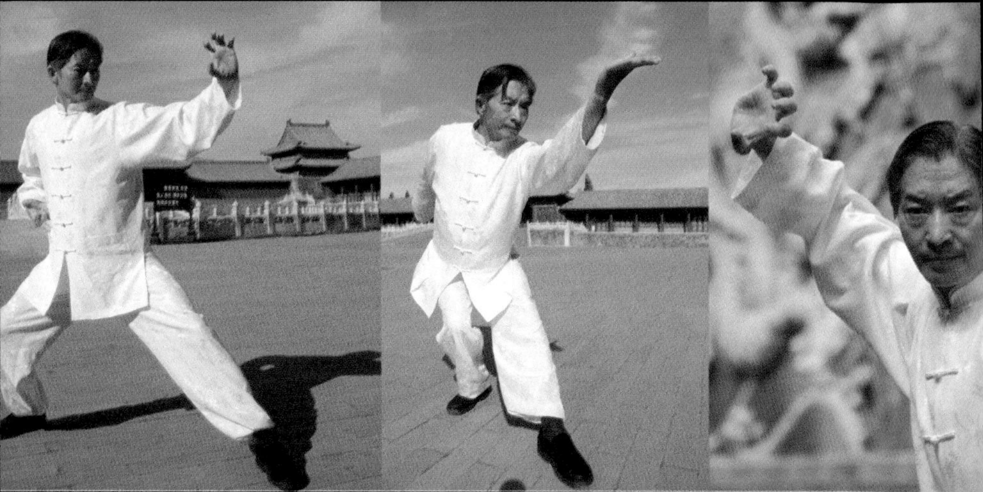

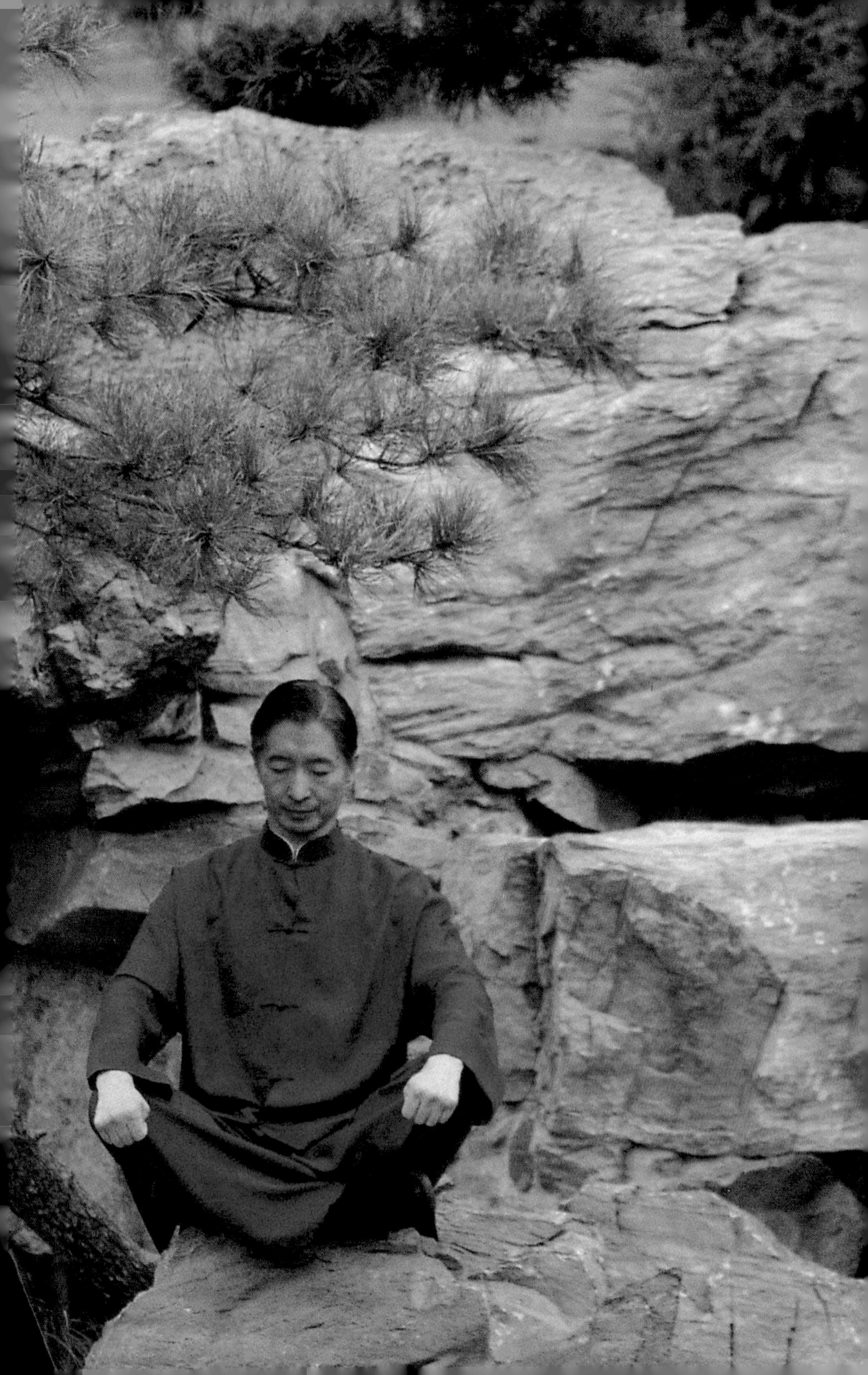

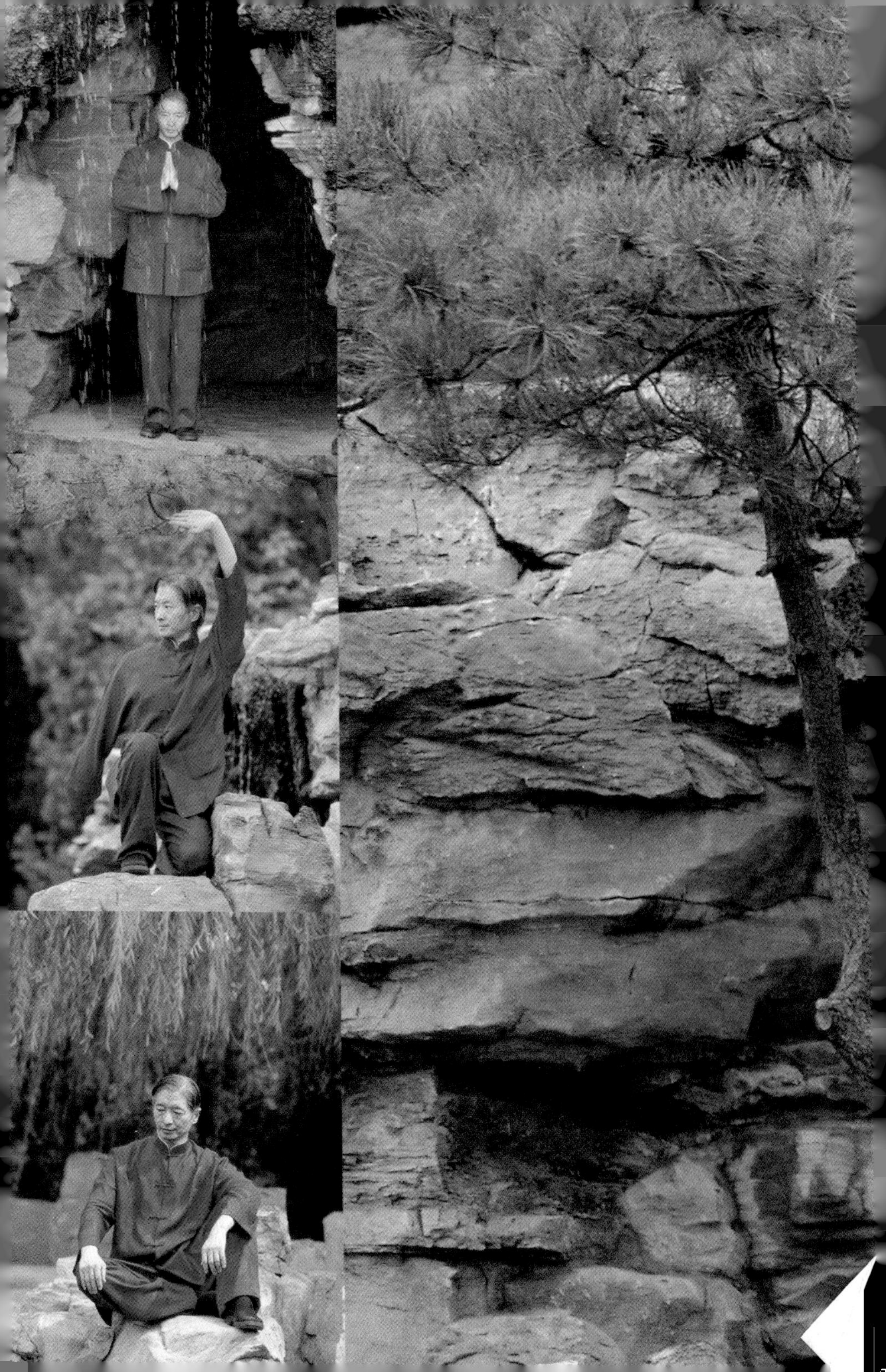

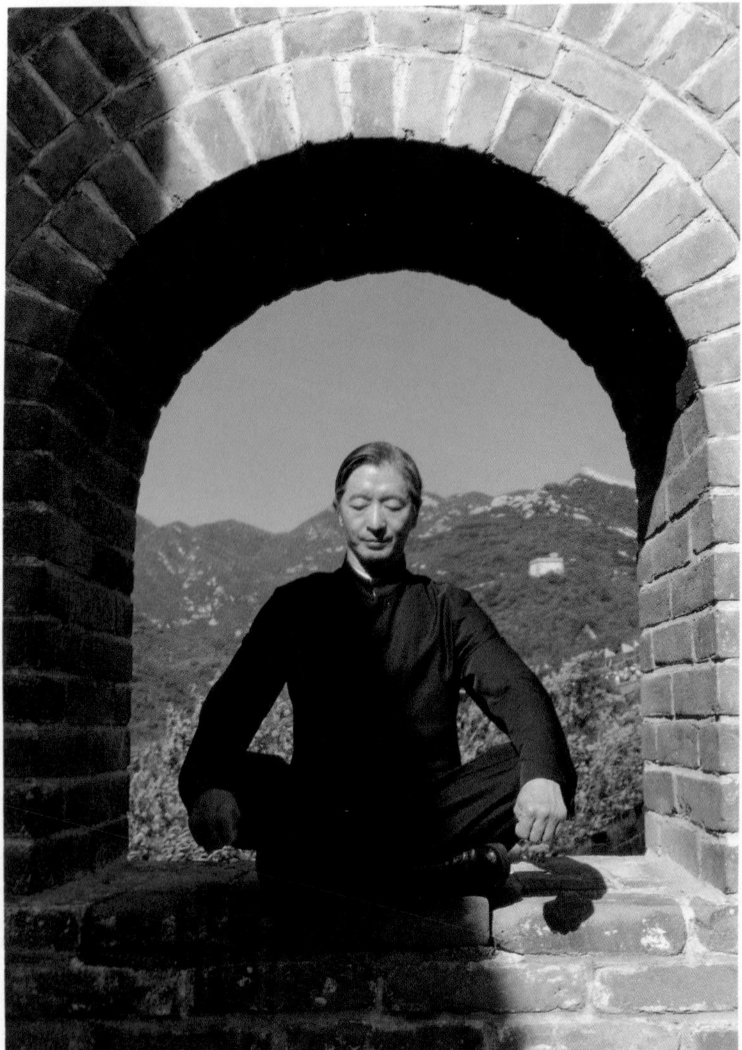

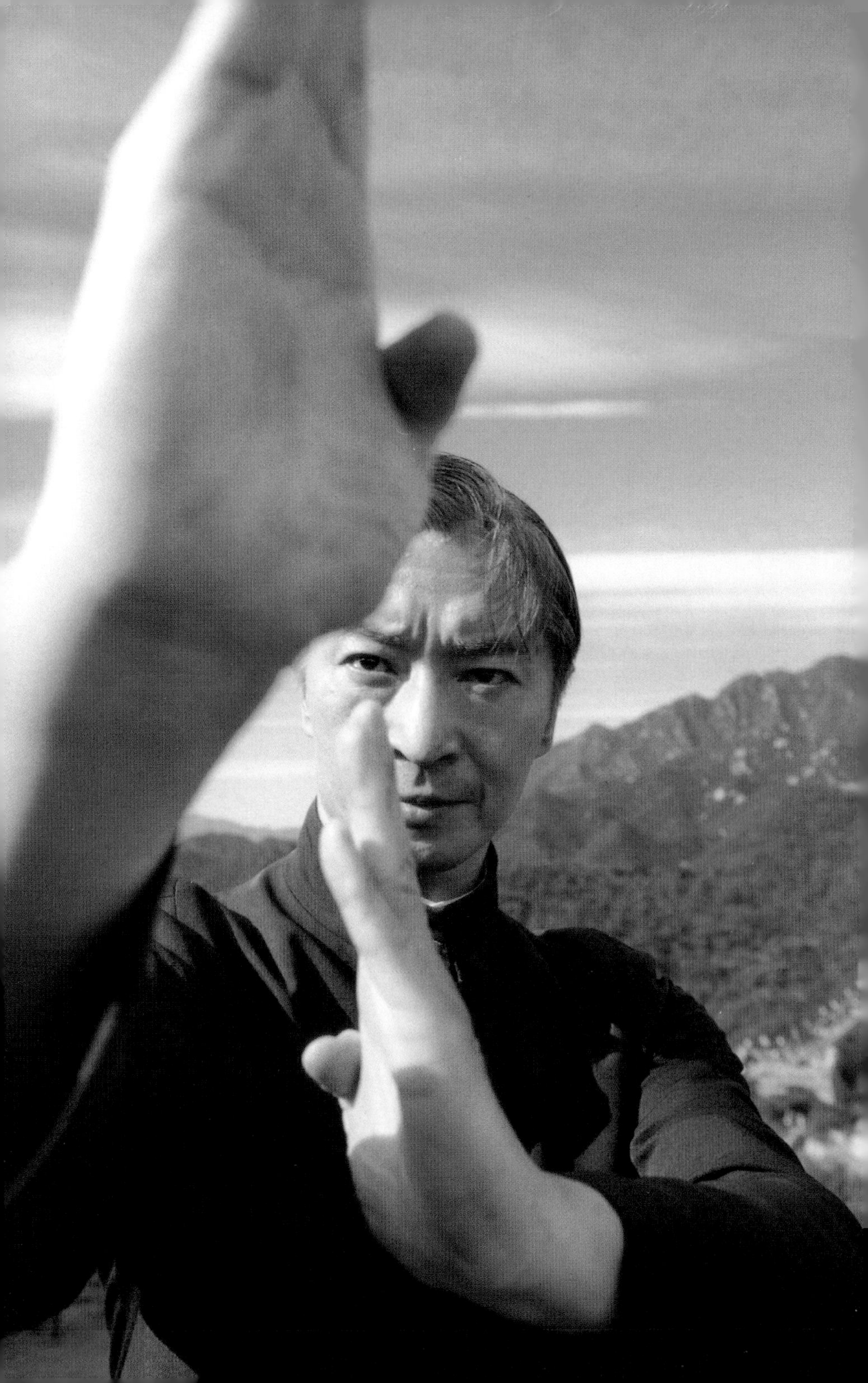

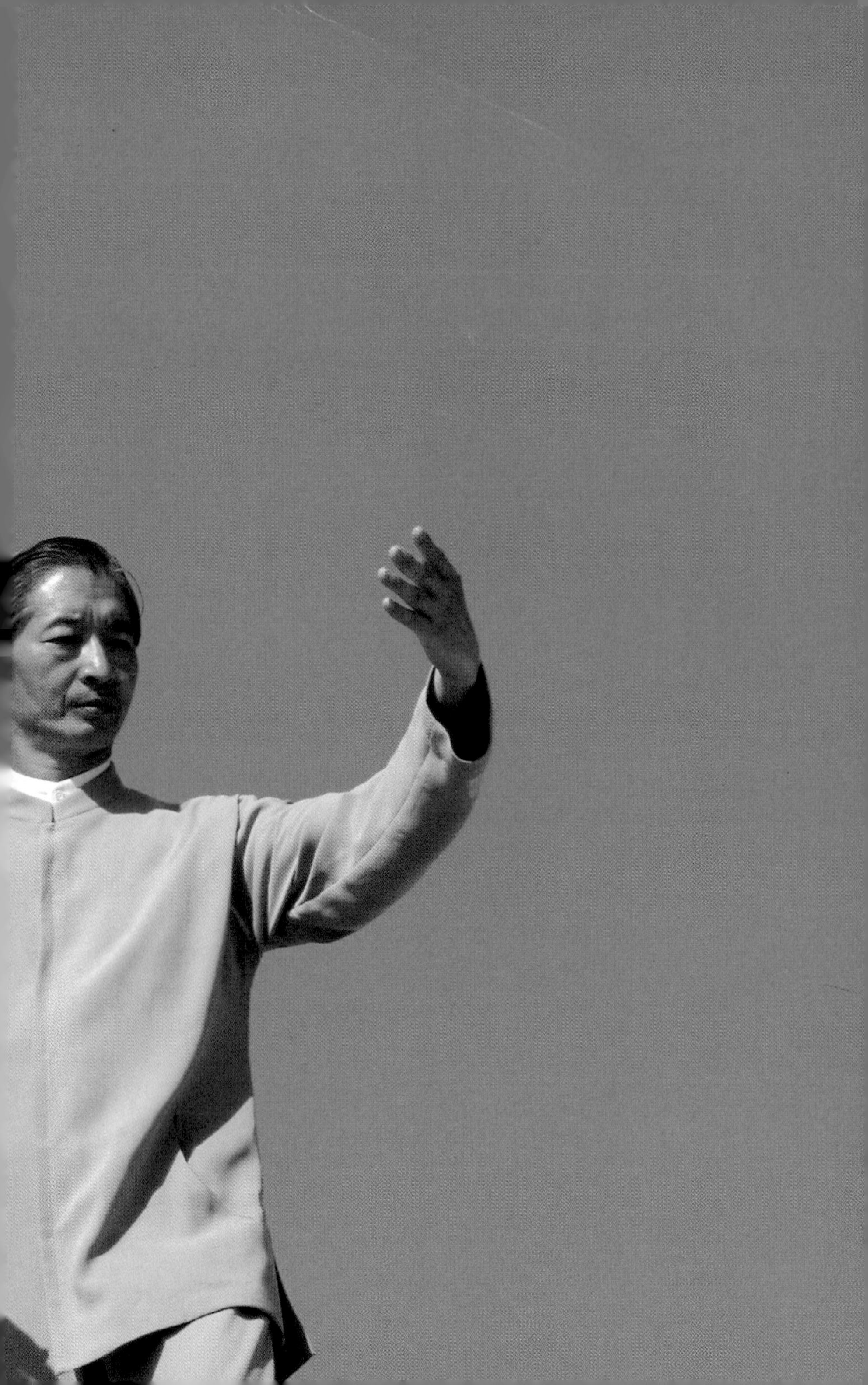

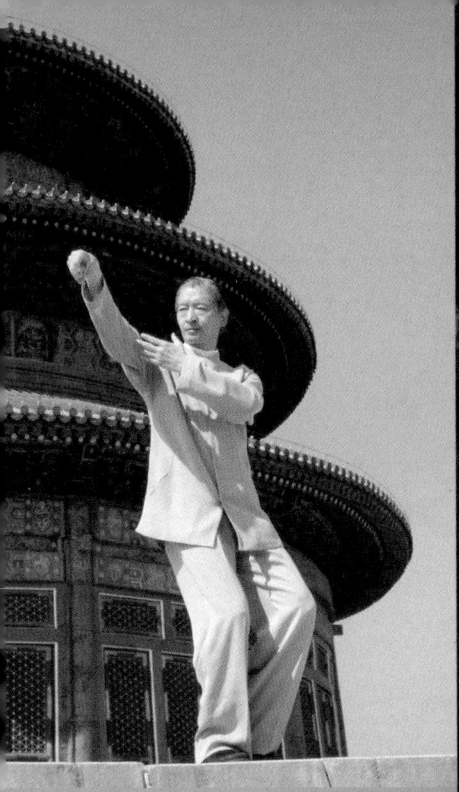
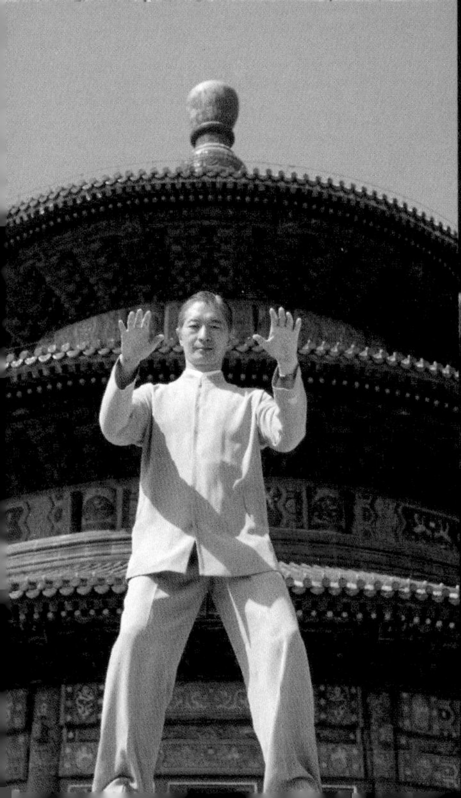
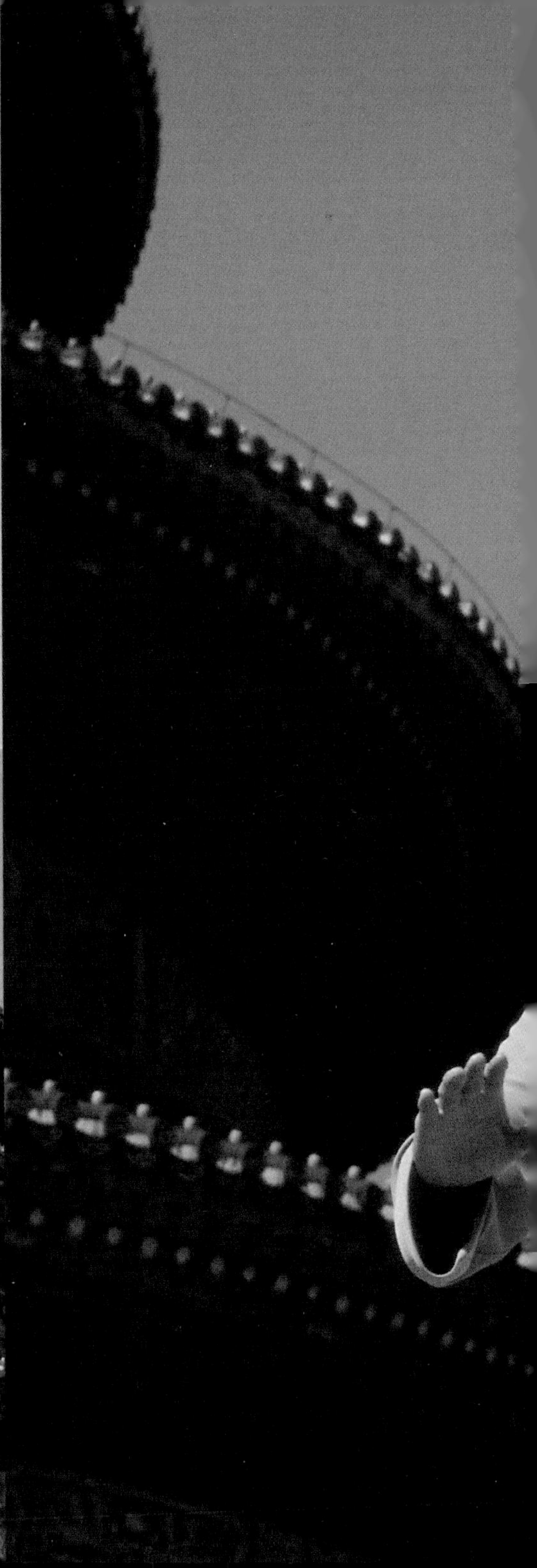

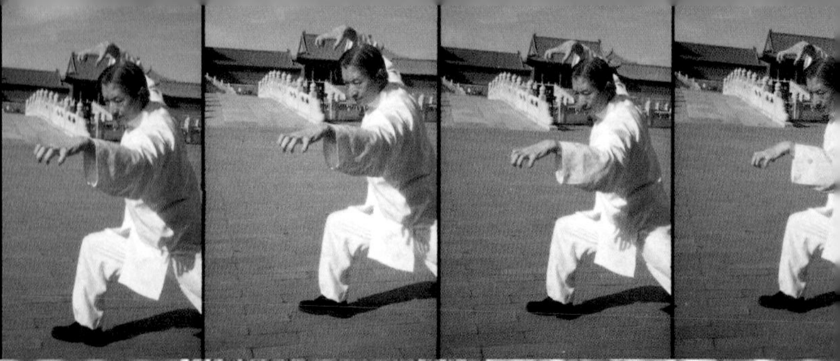

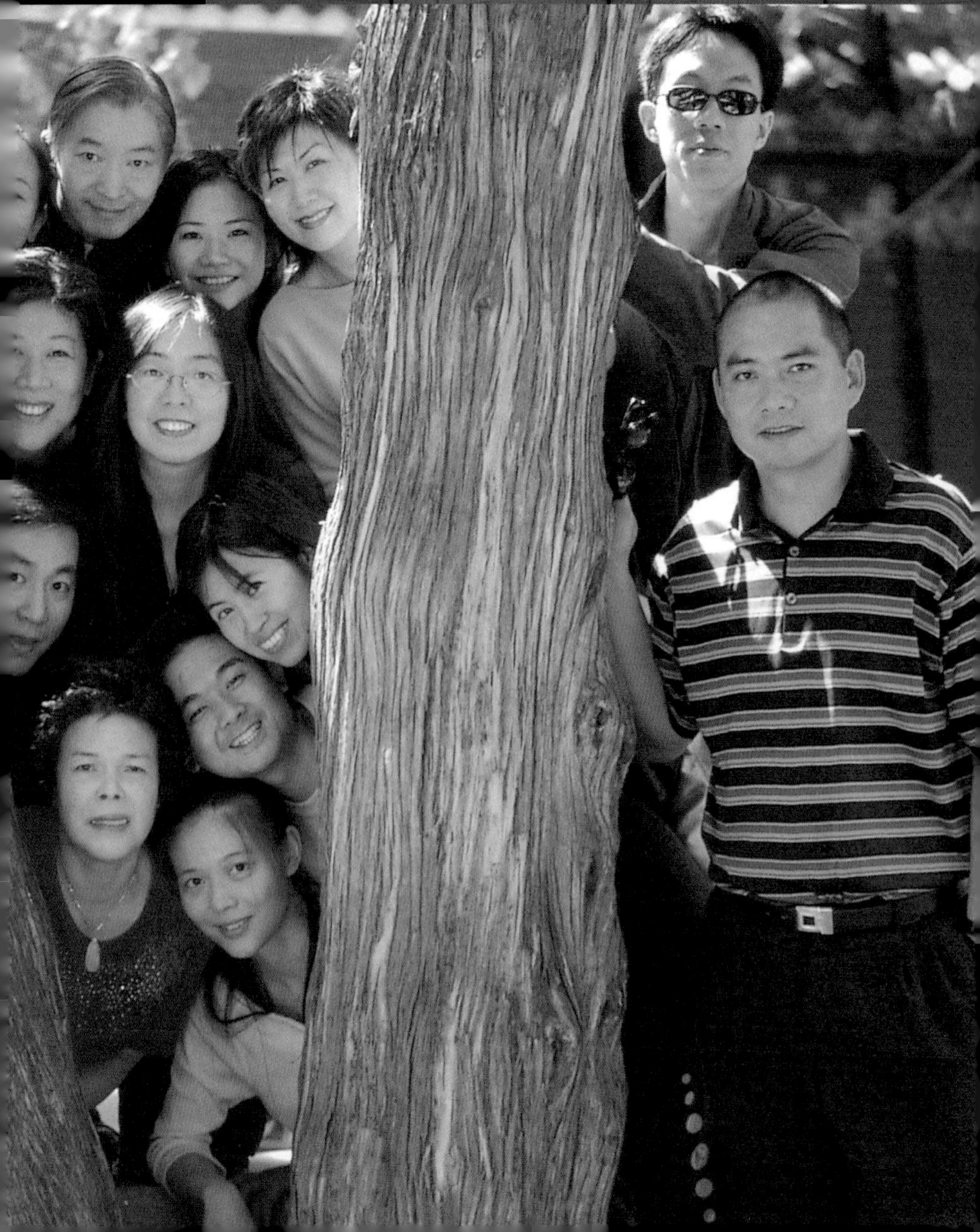

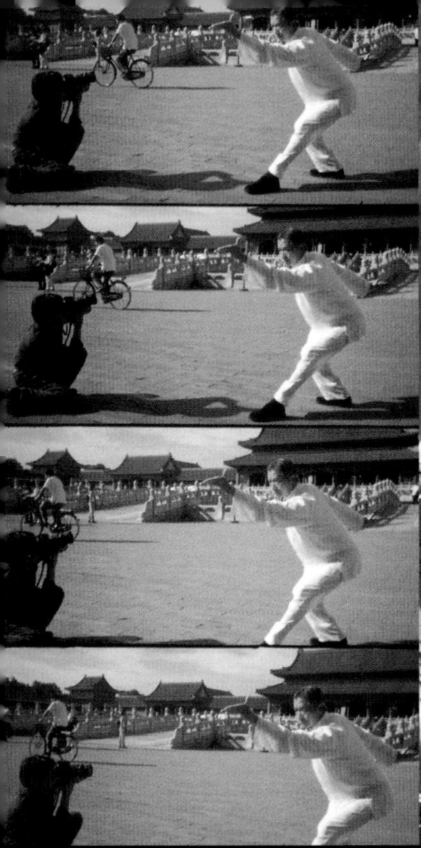
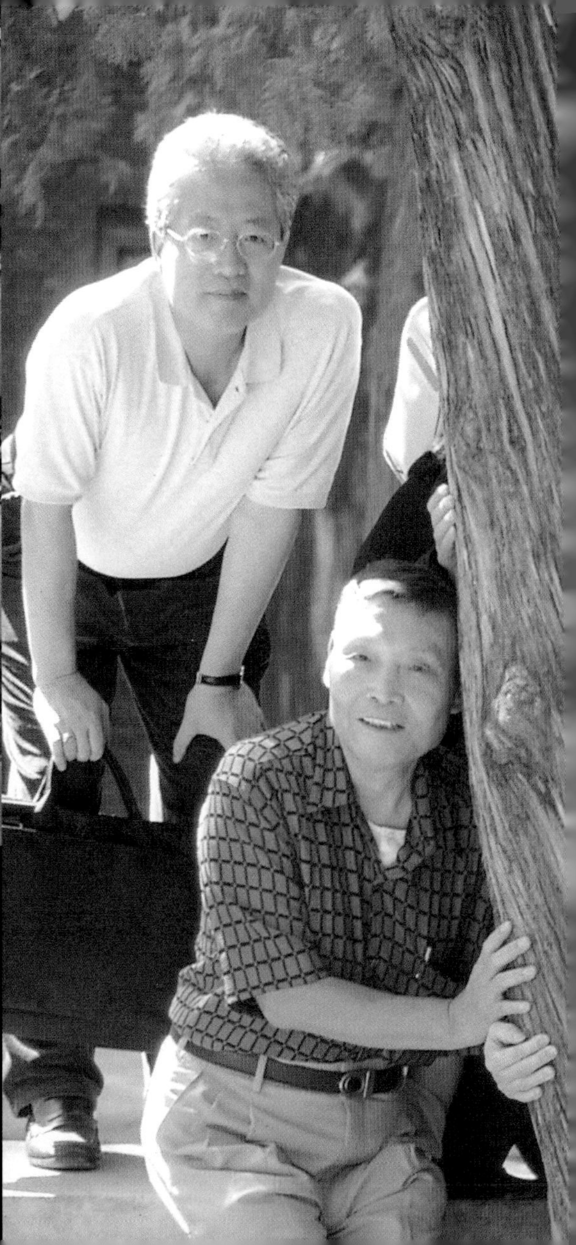

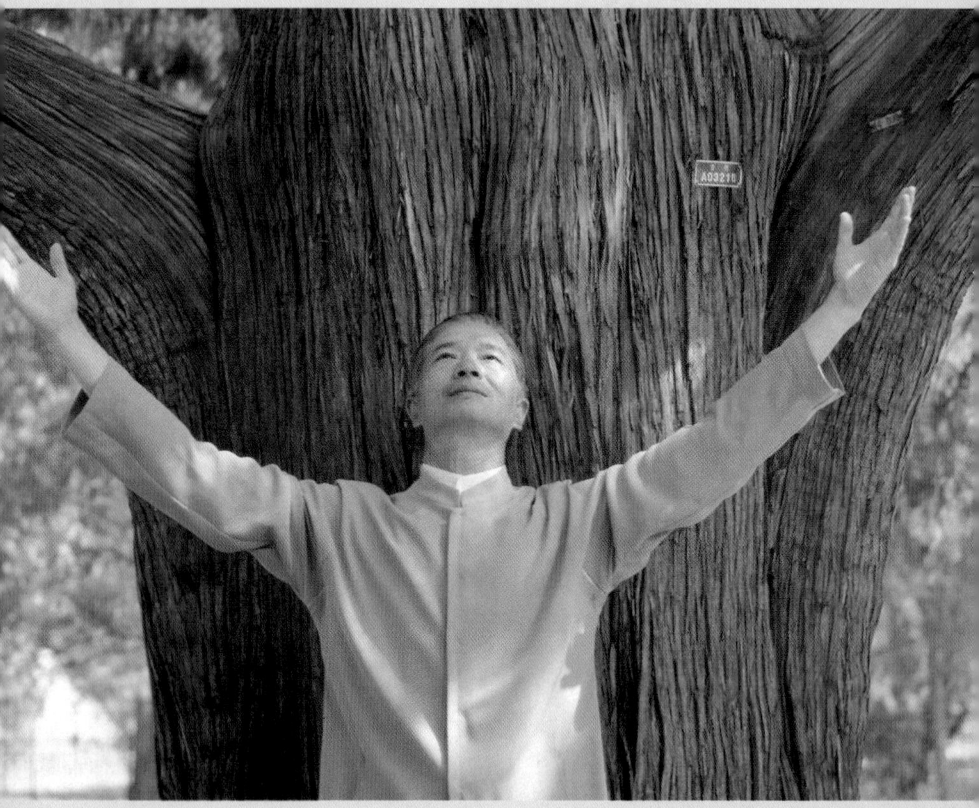

三才貫串，萬物歸一，
真性如如，以至無邊。

上班族養生之道

李鳳山 著

健康長壽法就是調氣養神

李可梅

人生無常，一口氣不來，命非己有。生命是多麼的脆弱與渺小。猶記當年前總統府資政張岳公說「人生七十方開始」，當時我還年輕，不懂得這句話的真正含義，以為人到七十，將另有一番錦繡前程，以勉勵上了年紀的老人們；可是等我到這個年齡時，卻是百病叢生，苦不堪言。

有三位老人在聊天的笑話。其中一位老人說：「今天酒席筵前會，不知來年又少誰？」另一位老人就說：「你說得遠了。今晚脫下鞋和襪，不知天明穿不穿？」最後一位老人說話了：「你這說得還是遠了！這口氣既然出去，不知還進不進來？」這是不懂得養生與養性的修煉、健康由我不由天所說出來的話。

余幼讀孟子的盡心知性事天立命，與夫良知良能之說，很難領悟；今見「梅門一氣流行養生學苑」創辦人李鳳山大師所著之《李鳳山上班族養生之道》一書，言及修身立命與處事做人之一貫大道，正是印證了先賢的思想。只要堅守正法，堅心有恆，此盡心知性、健康長壽的學說，他都談到了。真是一本明體達用的好書。即說偈曰：

善哉梅门一炁流行
長壽大道普傳世人
調氣養神功德駢臻
人手一冊健康長生

（本文作者李可梅大師，為中國書法學會顧問）

能創造業績、提升生活品質的氣功

詹仁道

企業為了生存，必須不斷追求成長；同樣的，上班族為了保持良好的績效，在工作上必須付出很大的精力。在競爭體制的社會下，多數人因此感到緊張及壓力。如何在追求業績及目標的同時，也能保有健康的身心及良好的生活品質，當是現代人重要的課題。

今年四月初，泰山企業同仁為此成立了「養生氣功社」，並敦請「梅門一氣流行養生學苑」李鳳山師父來社指導。因此機緣，我成了養生氣功社的學徒。每星期一下班後的一個小時，同仁齊聚一堂學習功法。老師親切認真，不厭其煩示範及傳授，並細心解答學員們的問題。老師的高尚氣質，給我們營造了一個充滿希望、信心的學習環境，讓人融入其中，只覺進步神速。

半年了，我發現我的血壓更趨穩定，脈搏正常而且放慢下來。外面環境雖然不景氣，但覺身心健康愉快，心平氣和，生活品質似乎提升不少。記得兩三年前，我身體狀況較差，常感冒、皮膚過敏，甚至帶狀皰疹纏身，如今已經改善，身心感覺生機處處，猶如春雨滋潤大地，草木回春。正確的說法是：正朝脫胎換骨的好方向在進行。

一個人的身體健康最重要。但人體的狀況卻特別多──生氣、病氣、嘆氣、怨氣、強氣、弱氣……，每一個狀況無不帶個「氣」。可見「氣」是狀況的源頭，也是健康的源頭。「氣」壞了就會生病，「氣」好了就健康。所以注意並改善「氣」的狀況，應該就是養生的基本，也是氣功的功效所在。

一聽到「氣功」，多數人都會覺得很深奧，好像不是每一個人都能學習的。何況上班族每天忙著工作，何來多餘閒暇？但從泰山企業半年來同仁們學習的過程看來，養生氣功卻是何等地簡單而易學──不佔空間，隨時隨地，只要你傻傻地、耐心的練，都會有很好的效果。

李鳳山師父的《李鳳山上班族養生之道》分為「養性」與「養生」兩篇，強調養生之同時，修心養性的重要。我們的生活就是我們的修行道場，修行必從當下開始，一切不假外求，從「心」出發。

由於是從「心」出發的修鍊，很自然地會讓你的「氣」順暢、平和，並能培育你處世圓滑的功夫，學會即時放下的藝術，自然我們與周遭的溝通自能一通「百通」，如書中所言，更能藉由順、轉、和的高度談判與協調技巧，讓別人覺得舒服而達到「和」的境地，事情辦起來，當然順利成功。

氣功分靜功與動功兩大部份。「靜功」就是由靜坐開始之訓練，這是很重要的基礎。而「動功」其招數，不在於多，而在於有恆。如此即能藉由調氣、養氣、修心，貯氣於丹田，而使你氣順且活力十足。

這麼好而簡單易學的養生術，若能在企業界多加推廣，必能增加企業內外的和諧與團結，進而創造業績，同時也能提升生活品質。我更期盼社會各界，甚至立法院諸公，都能開始練氣功，則社會更加和諧，全國上下能團結一致，國家興旺矣！

（本文作者詹仁道先生，為泰山企業總裁）

上班族保健的方便法門

黃翠吟

未接觸氣功前，總覺得那是深奧的功法，不經年累月無法學得一招半式，對忙碌的上班族而言，真是曠日費時。及至參加了泰山企業內部社團「氣功社」，才對這門學問有了另一番體認。原來李鳳山師父的「梅門一氣流行」養生氣功如此的平實易學，從基本功一步步循序漸進，不講求繁複花招，每個動作，把握要訣——身體放鬆，呼吸細、慢、勻、長，每天三十分鐘，做上一百日，名之為「百日功」，身心即自有體會。

現代人練功最大的毛病就是缺乏耐心及恆心，所以李師父提倡此功不受「時」「空」限制，隨時隨地都可以做，而且勉勵初學者「每天十分鐘，十年不得了」，無需「苦」學，這對無法抽空到運動場的上班族，真是方便的法門。

此課程是由李師父指派高徒饒老師教授。上課的第一天，饒老師即開宗明義提到——所謂氣功，就是在「氣」上面下功夫。氣要能運行順暢，首要在調息、放鬆，所謂「哪裡鬆，哪裡通；哪裡緊，哪裡病。」在鬆、靜、自然中，經由呼吸、動作的導引，讓氣深入經絡脏臟、神經末梢，使氣行全身無礙，讓身體放鬆舒暢，心境自然改變。

看饒老師輕聲柔語，舉手投足優雅自然、大方自信，令人如沐春風。原以為年輕人麗質天生使然。豈知再見到另一位五十開外的張老師，頂著一頭花白的頭髮，腰脊挺直，一臉的燦爛笑意，氣質一樣迷人，溫婉親切中有著英氣，一彎腰，兩手貼地，易如反掌。我不禁忖思：是否練氣都可練就如此高雅的氣質？那真值得好好一輩子練下去，不成翡翠亦成碧玉。其實，氣質自然天成，調息練氣，長久薰習，內心放鬆安靜，舉止自然從容雅致。

進入二十一世紀的網路時代，現代人的生活，速度快、刺激多，心中有許多的想望與追求，心靈愈是不安。人只有在靜下來時，細觀自己的身體，也才知道緊張、壓力都在自己身上一一烙下記號——如眉頭緊繃、肩膀拱起、腹部硬如石塊。白天，我們身體這個感應器不斷接收各方訊息及干擾，外境不斷給我們挑戰。唯有在身心靜止時，心中的雜訊、念頭即一一呈現，但我們千萬不要跟著念頭起伏，最好專注在調息放鬆上，紛擾即一一沈澱；如一潭濁水不再攪動，它就漸趨清澈明淨，而調息練氣就是讓濁水清澈的明礬。

氣功規律緩慢的動作，微細綿長的呼吸，讓人愈來愈靜，腦子放空，不求快速，沒有貪得，無求無為，心靈終得徹底的放鬆與安定，這是現代人最需要在心境上下的功夫。所以練氣不只是在養生，也是修心，如李師父書中所提，「真定」的功夫是「無處不定，無處不靜」，心境隨時都保持在不忙、不慌、不惶恐的狀態中，久而久之，即達到練氣即練心的極致。

本書除教上班族可練習的簡易功法外，並闡釋上班族正確工作觀的建立及職場應對的心態。職場亦如修行的道場，讀者若能將氣功的順、鬆、靜、放、通等要訣應用在工作的待人接物上，將更可體會到練氣的上乘意境。如書中所言，不論是工作上的挑戰、人際上的磨難，若能轉念為修行上的「苦行」，將得以化除心中的窒礙；平常不斷累積自己一點善的力量，亦將無形轉化工作環境的氣氛。

練氣要提升至心性的轉化。本書旨在傳揚圓融、慈悲、利人的處世正道，又有養生練氣的實際解說，實有助於初學者對氣功的精神及技巧有更全盤的體會。

（本文作者黃翠吟小姐，為泰山文化基金會執行長）

樂在工作，邁向成功

張錦貴

「想把工作做好之前，要先把心情處理好」，這是我經常在上課時告知學生的一句話。為什麼？因為人要先安內才能攘外。一個心神不寧的人，他在面對工作或面對任何問題時，可以有平靜的思維及態度來冷靜處理嗎？結果當然是不理想的。因此如何處理好心情，是E世代的上班族重要的課題，值得大家好好深思。

如何處理好心情呢？就要做好「修心養性，心平氣和」！如何修心？首先來瞭解一下什麼叫心？心並無任何自我與實體，也無任何外相？它是「經驗心理活動」如此而已。因此我們若能教導及照顧這顆心，擁有正見、正念，它就不會有任何麻煩出現，它將能平靜自在。

如何教導與照顧心呢？

以靜心對動心
以好心對壞心
以信心對疑心
以真心對妄心
以大心對小心
以平常心對得失心
以恆常心對初發心

上述修心養性的工作能做好，就容易使人心平氣和。但是我們經常也聽到人家在感嘆說「心有餘而力不足」。力不足就是氣不足，有句話說得好，「有氣無力」。如何使氣能倍增，並產生功能，就要懂得練「氣」來達成；想如何練氣？我想梅門一氣流行的創辦人、也是薪傳獎的得獎人——李鳳山大師是不二人選。

這次李大師為了讓更多上班族能在日常行住坐臥間練習氣功，特別用淺顯易懂的生動小故事，以平易近人的語調詮釋周遭發生的事物，處處可見其個人處事與修心養性、練氣的祕訣。《李鳳山上班族養生之道》一書，個人有幸能先睹為快，真是豐富又淺顯易懂，讓人沒有學習的壓力，卻又拍案叫絕！若上班族能從中體悟道理並加以實踐，必能氣宇非凡，氣定神閒，身心靈健康，並能創造幸福快樂的人生。

（本文作者張錦貴教授，為政治大學高階管理班教授）

一個很真的人

王端

一晃眼十年就過去了，再見李師父感覺既熟悉又陌生，陌生的是已飛霜的雙鬢，熟悉的是依然純真的笑容。

十多年前，民生報家庭版一直想開氣功專欄，但是中國功夫博大精深，門外漢如我實在不知道該如何選擇適當的人選。偶然的機會裡認識了李師父，他當時正在參與國科會的一項研究工作，希望藉由現代的科技，證實相傳數千年，中國練武者口中看不見、摸不到的氣是存在的，讓人們對中國功夫能有更進一步的認識。

李師父當時並不出名，初次見面卻教人印象深刻。其實他並不多言，笑容更是靦腆，他只是單純的想將所學推廣，不只是傳授功夫，也藉由傳授功夫的過程傳授中國武者的精神。心想，能勇於面對現代科技，這人必定是對自己很有信心，也對推廣中國功夫充滿熱忱，於是就開始了合作推出「一氣流行」專欄，果然大受歡迎。專欄受歡迎，讀者意猶未盡，因此將報上的專欄集結成書；讀者還不以此為滿足，不斷要求李師父能開班，抵不過讀者的熱情，李師父在民生報的氣功班，一路北、中、南開下去，班班爆滿。第一次上課看到課堂內的學員站都站不下，李師父自己都嚇了一大跳。高雄的班持續至今，證明李師父的學員不只是一時的風靡，而是入寶山取之不盡。

近年因工作的調動及個人的疏懶，沒有和李師父保持聯絡，但仍不時接到讀者的電話，打聽李師父的消息。李師父愈來愈有名了，有人稱他是現代黃飛鴻，看到他的照片儼然已是一代宗師的風範，每次在報章雜誌上看到有關李師父的報導都十分高興，他的努力終於受到了肯定。

再見李師父前心中有些猶豫，不知已成大師的他變成什麼樣子，看到他笑容依舊純真，不由得想起，從前大家都沒有像現在這麼忙，有時還會約了幾個朋友一起吃飯閒聊。李師父在逛街時對凡事都感興趣，看到地攤上一個小玩意，都會像孩子一樣的把弄半天。他把全部的心力都放在功夫的鑽研上，生活上的瑣事完全不放在心上。常保赤子之心，心無雜念才使他成功。

最近李師父大概真的很紅，突然間不少朋友打電話來打聽。還有人問，李師父見人笑嘻嘻的一臉頑皮，到底是不是真的有功夫？我回答他們說，功夫我不懂，但是李師父是個很真的人，他不會騙人。

（本文作者王端小姐，為民生報家庭版主編）

生活修行就是一種生活型態

馬雨沛

有一種經驗印象非常深刻，即使我已開始自覺身心合一的重要性有一段時日了，但是偶爾突然忙碌或心情焦躁，總會覺得需要喘一大口氣，才能恢復正常呼吸。看起來是個小毛病，但是發作時又極度擾人。

從我過去生病的經驗，我知道即使是小毛病，但反覆出現時，都必然有特定因素。這個現象在我詢問諸多醫生仍無結果後，我設法找到最有效的解決辦法——練習吐納、靜坐及游泳。在確實投入後，讓我神清氣爽、輕鬆自在，我變得不由自主的非常依賴每天抽空進行的靜坐與吐納。但是因循苟且偷懶時，或是個性使然讓我被忙碌壓力包圍時，這個毛病又會再犯。

還好我已知道紓解的門道，適時的專注在一呼一吸之間，窒塞的感覺很快就會一掃而空，更重要的是剛才還堆滿腦中的焦慮壓力，也被澄淨安詳的思慮取代，不知不覺間，動作放慢了、肌肉放鬆了，我才確定身體與心靈的感覺又重新統合在一起了。

基於自己的經驗，讓我在閱讀李鳳山師父的《李鳳山上班族養生之道》時，非常確定這會是忙碌的現代人快速入門認識氣功並體驗氣功好處的利器。有人詢問我追求健康的竅門？答案就在——「人之生死，只在一呼一吸之間」；有人詢問我哪一種運動最好？答案就在——「身心靈合一的有氧運動——氣功」；有人詢問我大病後對於生活的看法？答案就在——「生活就是修行場」。這些問題也曾是我的疑問，很高興我已找到答案，能藉此機會與更多讀者分享，不過更需要我們親身實踐，才能體悟李師父的深意。

我與李鳳山師父結緣在製作與主播「中視早安新聞」時，當時邀請李師父上現場接受觀眾叩應，更一手策劃邀請他到中視，錄製氣功教學示範單元，因為我們提供一個不錯的時段，讓上班族可以在晨間從容練習氣功，展開有元氣與活力的一天。因此現在李師父開方便門，為上班族著書，與我當時的企劃用心，戚戚相近。

或許這麼一點點的心意相通，讓我更珍惜與李鳳山師父的互動時間，當我詢問氣功的派別、科學上對氣功的驗證，李師父有問必答，沒有私心、不談玄密，但他彷彿更關心社會風氣、師道重建；因為，李師父傳授的氣功，是建立在一套為人處事的修行哲理上。正好似健康不只是建立在驗血數值上，而是落實在生活型態中的具體概念。

而你的健康亦可從這裡開始！

（本文作者馬雨沛小姐，為中視主播、作家）

練氣健身，至正至善

范瑞穎

我自幼即酷愛各種武術，為強健體魄，於國內外尋訪名師多人，希望能藉著習武練功，鍛鍊體能。雖不能成武術大師，卻能略識其中樂趣。及長，旅居於美國、香港及台灣等地，在課業及工作之餘，仍不忘尋師訪友交換習武心得以增進自我。但在忙碌的生活中，早年學習的武術武道，常藉辭事忙，荒廢了練習。幸而，因緣際會，經台灣大學教務長李嗣涔教授介紹，認識了李鳳山大師，蒙大師不棄，忝列門牆，隨師父學習氣功。

師父在武學上的成就，不在於他曾經是「大內的高手」，而在於他能博採眾家之長、融會而成一家之言。追隨師父以來，每每覺得，過去習武諸多不明白之處，一經師父指點，往往豁然貫通。

師父教授氣功，不若坊間江湖武師，剛猛威勇；然而，定靜安慮之中，自有養氣養性之功。久而久之，精神氣血，無不煥然，遇事處決的思緒也為之丕變，態度從容自信且氣度寬宏。身為專業經理人，每日公私雜務，不知凡幾，修習氣功以來，每逢困頓晦暗，或有思慮不清的時候，常默記師父傳授的口訣心法，體內之氣，自然循環，周而復始，直到心緒穩定，豁然開朗。現在連一向對武學沒有興趣的內人也潛心研習師父之功法，因其用心認真，功力已後來居上。

師父的氣功，以健身為始，以養氣修身為繼，以氣性結合為終。特別是師父行萬里路讀萬卷書，善用譬喻，追隨師父學習武術氣功，不知不覺中，潛移默化；練氣養氣之餘，往往對個人行止，道德規範，乃至於企業經營與管理，亦多收穫。古人所謂「養天地之正氣」，或許就是這種境界。

師父將多年習武養氣的心得，整理成《李鳳山上班族養生之道》一書，嘉惠眾生，囑我為文作序，我武齡尚淺，氣有所不足，原不敢應答。唯，追隨師父習武練氣，收益良多，不敢藏私，遂謹擬此文，用以推薦。冀望同為上班族的你我，不論男女，皆能師法師父教誨，練氣健身，養性養氣，培育自我至正至善之氣。

（本文作者范瑞穎先生，為台灣大哥大股份有限公司總經理）

李鳳山上班族養生之道

目錄

養性篇

養生篇

順在志也，志在順也

人活在世界上，一定要有志向。有人志在事業成功，有人志在賺大錢，有人志在萬古流芳。也許身為公司主管的你，志在好好地管理部屬；也許身為下屬的你，志在好好管理自己的家庭。但是，不管你是要治理一件事物、一個團體、一個家庭、甚至一個國家，都要從「自治」開始。「自治」，就是把心思放在自己身上，從自身的協調開始做起，讓自己的「心」順了。若不從「自治」上下功夫，其他外在的追求都是空談。因為當我們的「心」不順的時候，外在環境也就跟著不順，而當外在環境不順的時候，談任何治理都是不可能的。所以，我們人最重要的志向就在這一個「順」字！

怎麼「順」呢？首先要身順，身順就是把全身的氣血循環鍛鍊到完全順暢的地步。其次要心順，心順就是讓自己的精神領域清朗通透，沒有矛盾與衝突，完全協調。一切都要在陰陽調和上下功夫，把氣血練順，進而提升心與靈，如此則始終順水推舟，不會倒行逆施而碰到逆境。我們所有的為人處事，就在一個「順」字而已，先把這點掌握住，在有形上求氣順，在無形上求心順，這就是所有志向的根本，所以說「順在志也，志在順也」！

古今有許多修士或隱者，因一時的不得志，心甘情願沉溺在隱者的狀態，將心境寄託在某個人、或是家庭、或是骨董、或是琴棋書畫上，竭力追求敏銳的感觸，而達到超乎常人的地步。但是儘管他們追求心境超越物外的境界，卻仍然有不平之處，原因在哪裡？就在於「心」不順。就像一些人擁有金錢追求最好吃的、最好玩的，但是心裡還是覺得迷惑、混亂、或是忿忿不平，這是為什麼呢？

因為當我們不斷的往外追求，渴望擁有一切、控制一切的時候，我們藉助的是外力、外物、外緣，並沒有在內物、內緣、內力、內心上下功夫。每個人都會想，能擁有一切是多麼的好，但是當擁有一切時卻又發現，所有一切都是短暫的，我們從擁有、佔有、控制上都無法獲得永恆的喜悅。

很多人在城市待久了，覺得心境紛擾不安，於是在「仁者樂山，智者樂水」上下功夫。但是當他們樂山時，用腳去踏、用手去採，行為卻是不仁的。真正愛好山的人，走到哪兒算哪兒，上不去就遠遠的看著，細細的聽著，跟山產生互動。大家都喜歡天，可是有誰真的摸得到天呢？哪一個人不是望著天、冥思著天、感應著天？有誰能去攀天呢？有些人好水，卻用骯髒的手與身體去接近水，只不過是想借那水洗淨自己的身體，結果仍是骯髒的水，無所謂什麼樂水。有些人在著述上下好大的功夫，希望成為千古不朽的人，但又如何呢？只從外在訴求，是不容易真正提升自己的。

這本《李鳳山上班族養生之道》的目的就是要讓人們了解如何向內追求。我們回過頭來，從養生導引上下功夫，不假外求，不假外物，靠著身體的鍛鍊來強健體魄，借助自己的身心，慢慢的提升心靈的作用，把自己引領到形而上的學問去。如此，回過頭來，我們就更知道什麼是「物」的問題，也才能超脫外在的限制，內心不斷突破。如果不懂得養生導引，只於外在訴求，力量非常微薄，就如同寒氣入火室，一進去就被火吞噬了。

譬如古時的一些詩人，儘管他們心境上已經比常人超越，詩詞歌賦朗朗上口，令人羨慕不已。但是他們在頌詩時，一會兒泫然欲涕，一會兒豪氣干雲，心情千變萬化，雜草叢生，在生死之間尋尋覓覓，書讀得愈多，愈是感到渺茫，抓不到定向，到最後甚至借酒降之，借煙吐快，在暢飲中感覺自己的與眾不同，終其一生借著琴棋詩畫來聊表自己的與眾不同之處。如此是一點意義都沒有。

一個真正在道理上訴求的人，完全處在自適狀態，在自適狀態下能洞天之祕，徹地之微，洞徹天地的道理，自己該做什麼心裡都明白，何時該行？何時該止？一切都清清楚楚。人生還有什麼比這個更可貴的呢？這時候，生命中一切的荊棘坎坷，就彷彿一片雪花飄進了火熱的爐子裡，一下子就不見了；又如同冰進入火裡，一烤就消失了。

我們人生所要追求的就是這種感覺，從內在的順遂去影響外在，以致於內外完全安適平和，與自然合而為一。所以我們要在修道、聞道上下功夫。聞什麼「道」呢？簡單的講，從「養生之道」著手。「養生之道」怎麼做？先從「導引之道」去著手。

《李鳳山上班族養生之道》裡面所闡述的除了適合上班族的修身法門之外，還有各種修心、修性的觀念與方法。希望各位知道這些道理之後，能夠持恆、按部就班的鍛鍊，到最後，人人都能達到不假物適的境界，亦即是不需要借用外物、外力、外緣就能夠調適自己。到這地步，就算登堂入室了。希望各位朝這個方向去努力，不再蹉跎！

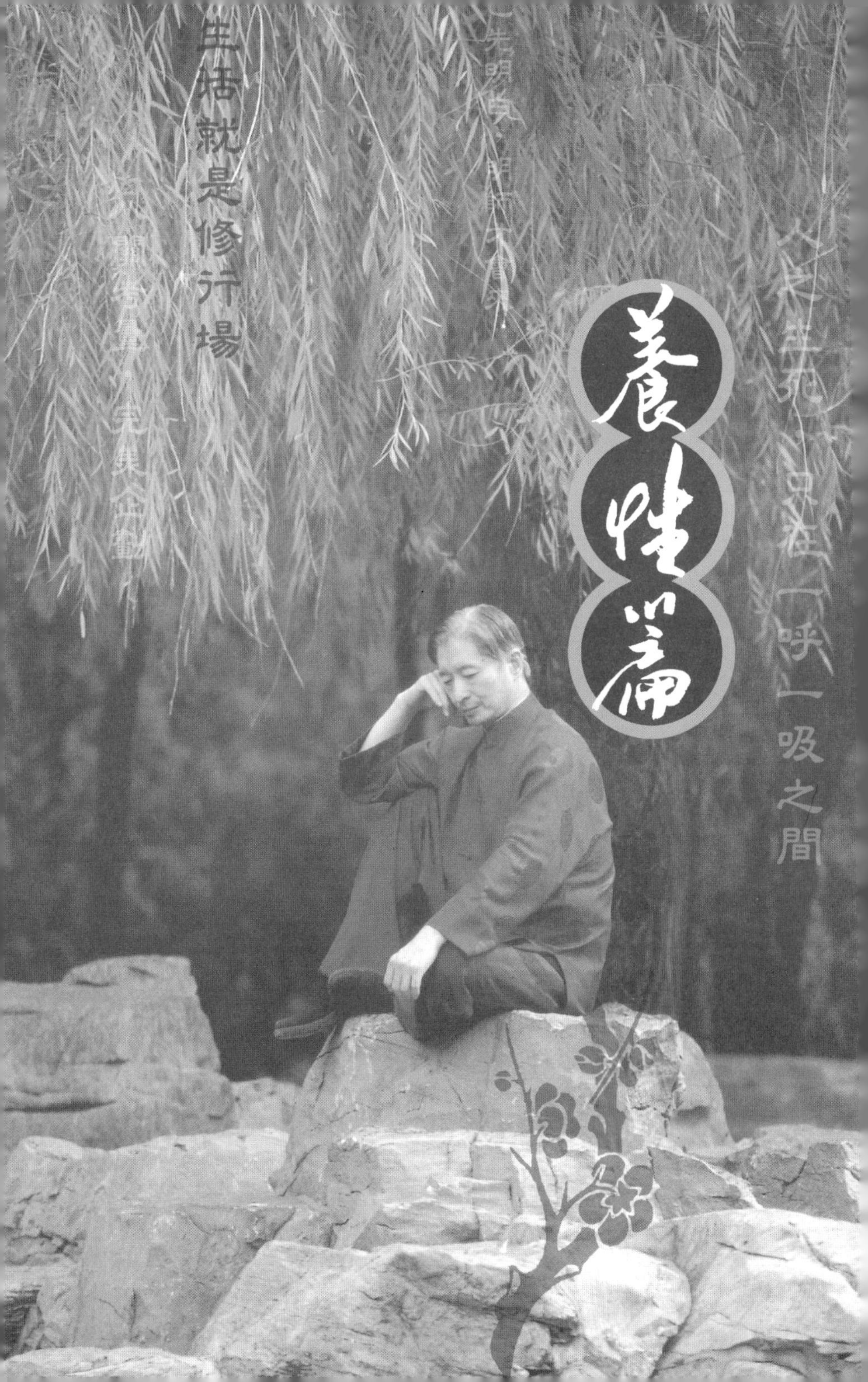
養性篇
生活就是修行場
只在一呼一吸之間

人之生死，只在一呼一吸之間

有一位長輩，他的事業做得很大，平日非常忙碌。但每次看到他的時候，他總是精神奕奕，七十多歲還是精力旺盛，讓人印象深刻。結果有一天，我突然收到了這位長輩的訃文。參加葬禮時，我碰到一些老朋友，有位朋友很感嘆的說，前幾天才見到這位長輩，聽他說話還聲如洪鐘，怎麼說走就走了，真是人生無常。

這讓我想到釋迦牟尼佛曾經說過的一句話。當年釋迦牟尼佛一心向道，拋下身為太子的富貴榮華，進到苦行林裡修道。有段時間他不吃不喝，整日沉思冥想，直到肌骨消瘦、面目全非。經過了很長一段時間的修行，釋迦牟尼佛終於有所體悟，這才下座離開了菩提樹。釋迦牟尼佛出來之後，有人就問他：「您在菩提樹下苦修如此之久，到底體悟了什麼偉大的人生道理呢？」結果，釋迦牟尼佛就說了這麼一句話：「人之生死，只在一呼一吸之間。」

沒錯，「人之生死，只在一呼一吸之間」。想想看，我們人不吃東西、不喝水，撐個一段日子也還不至於死亡，頂多形銷骨立罷了；但是如果沒有了呼吸，生命也就不可能存在，可見「呼吸」的確是攸關生死之事！然而忙碌的現代人，卻鮮少有人會去關注自己的呼吸，也逐漸忘記自己在呼吸。殊不知，這一呼、一吸關係著我們一切的生命跡象！

「呼吸」？我們在呼什麼？吸什麼？仔細想一想，我們呼的是氣，吸的也是氣！這一呼一吸的鍛鍊，不就是在與「氣」打交道嗎？所以古人發明了導引術、養生術，讓每個人用心去跟「氣」打交道，從練習呼吸的方法，逐漸鍛鍊到能夠身、心、靈合而為一。這些古人所說的導引術、養生術等等，也就是近代人所稱的「氣功」。所以，「氣功」是什麼？氣就是呼吸，功就是功法，凡是在氣上面下功夫的，就稱之為「氣功」。

人活著沒有一分一秒離開呼吸，但很多人呼吸了一輩子，卻不得要領，直到嚥下最後一口氣時才知道呼吸的可貴。練氣功就是幫助我們鍛鍊呼吸，重新養成腹式呼吸的習慣。每個人剛出生的時候都是用肚子呼吸，這就是腹式呼吸，也是我們天生就會的本能，只是隨著年歲增長，逐漸遺忘了這項本能罷了。練氣功則可讓我們重新拾回這個本能，重新養成「息息歸根」的習慣。

一般人在呼吸上的最大問題就是經常「忘記呼吸」。有些人坐著、坐著突然喘口大氣，這表示他氧氣不夠，汰換能力不好。還有些人動不動就嘆氣，這表示他的身體或心理上有鬱悶現象。類似這樣的情形多了之後，身體自然會累積出毛病。因此，我們每天要在呼吸上下功夫，注意四個重點：「細」、「慢」、「長」、「勻」，才能讓我們的身心保持在最佳狀態。

「細」就是呼吸要求細緻——不但如此，走路也要輕，說話也要輕，處事更要輕，練到最後，心思也就更加細密了。

「慢」就是儘量慢條斯理的呼吸——一切講究和緩、慢條斯理，不急躁求快，心中存有一個概念，那就是「只要不停就是快」！

「長」就是盡可能把呼吸拉長——並要長時間鍛鍊。任何功夫都需要時間累積功力，不可能一蹴而成。

「勻」就是在動作和呼吸上要求勻稱——在吸吐之間下功夫，吸也慢、吐也慢，讓吸吐頻率自然且規律。身形中正，氣機佈滿，以致於思維勻稱。

練氣的好處多多，它不但能使身體充滿氣息，補充大量氧氣，還能提升我們的免疫系統功能，改善不良的體質。練氣不但可以讓我們的身體更健康，甚至氣質也會有所改變。如果我們在日常生活中，能時時在「呼吸」上下功夫，就能跟釋迦牟尼佛一樣，體會到「人之生死，只在一呼一吸之間」的奧妙意境！

行住坐臥皆不離「氣」

有一回我到一家公司演講，一開始我就問大家：「什麼是氣功？」在座的人面面相覷，茫然以對。結果就有人說話了，「就是因為不知道氣功是什麼，才請李師父來演講嘛！」我笑了笑，又問大家：「各位覺得今天運氣如何？」這時，每個人都有想法了。

這邊一個說：「我運氣真差！開早會時被老闆點名，說我一大早就垂頭喪氣，會影響工作士氣，叫我以後要多注意。真是丟臉死了！」那邊一個說：「我運氣比你更差！報表出了點小錯，老闆對我發了一頓脾氣，我都不敢吭氣。」這個還沒講完，另外一個又說了：「那算什麼，我才生氣呢……」此起彼落，大家都說自己的運氣怎樣怎樣，最後有一位安靜了很久的同事突然說話了：「我今天運氣不錯，在路上撿到一塊錢！」聽到這句話，眾人哄堂大笑！

仔細聽聽每個人所說的話——「運氣」、「垂頭喪氣」、「士氣」、「脾氣」、「吭氣」、「生氣」；這些話語裡，到處充滿了「氣」。我們不是常常也會描述人，說「這人好神氣」、「那人好俗氣」、「那小子真傻氣」等等。事實上，我們生活中的一切都在「氣」的孕育之中，所有的人都活在「氣」裡面。我們能活、能吃、能思考，這一切都是「氣」的力量。可是我們卻經常將這最貼切、最需要的「氣」給忘記了，忽略了生命最重要的東西就在眼前，反而汲汲營營地拚命去追求其他的事物，真是有點本末倒置了。

如何使生活無時無刻充滿生氣、充滿祥和之氣，而不是死氣沉沉、或是陰陽怪氣，我們必須學習在「氣」上面下功夫。將氣功融入生活之中，在日常行、住、坐、臥之間，隨時隨地鍛鍊我們的氣——在呼吸上面下功夫。

譬如做事時，老一輩的人常說要「沉住氣」，這句話是非常有智慧的。從實際的生理上來探討，如果我們光靠肺來呼吸，則氣只在橫膈膜之上流動，如何沉住氣呢？但是如果我們將氣導引至橫膈膜以下，進入丹田，用小腹呼吸，氣自然就沉下去了。這就是用「氣」來影響「心」的道理！大家一定聽過「心平氣和」這句話，它的意思就是心能平，氣就和。當我們的身體穩住，氣沉入丹田，我們的心自然就平靜了；心平，人就和和氣氣，做起事情來也就一切順利了。

但是如果一個人的氣老是只在橫膈膜以上打轉，怎麼可能沉住氣？這時候，不管走路、說話、做事情都急急忙忙，碰到狀況也只能不斷加壓以對，這股壓力如果沒有妥善處理，日子久了還是要出問題，破壞身心的平衡，身體也將不斷出狀況。所以「氣」的作用千萬不可輕忽！

氣功是一個極度方便的健康之道。它不受場地、時間的限制，也不需要特別的道具或是呼朋引伴就能練習，日常生活的食衣住行育樂都是練氣功的時機。平常隨時隨地注意自己的呼吸，將呼吸調勻、調和、調緩，始終保持身心放鬆的狀態。

工作忙了一段時間而感到疲倦時，不妨將眼睛暫時閉上，靜靜調息，放鬆片刻之後會發現自己的注意力更能集中，頭腦也更加清醒；這就是所謂的「閉目養神」。做家事的時候放鬆筋骨，不疾不徐，以穩定的狀態處理每一件事情，會發現自己更有效率，心情也更輕鬆。即使是休閒看電視的時候也注意放鬆、穩定地呼吸，你將會發現身心暢快。晚上入睡前如果也能靜坐個幾分鐘，讓自己的身心穩定下來之後再上床，睡眠品質自然也會更好，得到更充足的休息。

隨時隨地在「氣」上下功夫，在呼吸的「細」、「慢」、「長」、「勻」上下功夫，則氣將導引我們的心體合一，讓我們不再因外在環境的變化而起伏不定。身心穩定，則待人處事必更圓滿融洽，我們的生活品質自然也就跟著改善了。

身心靈合一的有氧運動——氣功

現代人的生活、工作十分忙碌，尤其許多坐辦公室的上班族，很少有機會運動肢體，日子久了就覺得四肢癱軟、行動不靈活，生命也缺乏活力。所以近幾年上健身房成為上班族的流行。許多人下了班就到健身房去報到，跑步、騎腳踏車、練重量、跳有氧舞蹈等等，非搞得筋疲力竭、大汗淋漓不肯甘休，最後再洗個蒸汽浴才心滿意足的離開。然後吆喝幾個朋友去餐廳大吃一頓，或許再到氣氛不錯的咖啡廳喝杯咖啡，等到夜闌人靜回到家，撲通一聲上床好好地睡個大覺，第二天起床再重複同樣的生活作息。

有一次演講時就有人問到這個問題。這位上班族的朋友喜歡跑步，他老是要跑出一身汗，再洗個澡、大吃一頓，最後好好地睡個覺。他依賴大動、大吃、大睡來維持身體健康。於是我建議他：「不必大量」。他竟然反問：「難道要少動、少吃、少睡嗎？」其實何必走極端，適量不是很好嗎？不論做什麼運動，不但要適量，而且都要設法導入氣的作用，進入氣功的領域，才不會一直消耗。

一般人做運動的目的就是要消耗身體的熱量，尤其是一些年輕的小姐們為了維持苗條的身材，拚了命地跳有氧舞蹈，為的就是想燃燒掉身上多餘的脂肪。可是這種運動方式，先是大量消耗精神和力氣，消耗之後，再靠更多的食物和睡眠來補充耗損。如此運動法，應該稱為「耗氧運動」，而不是「有氧運動」了。

像這樣靠大量運動來消耗熱量、再大量補充食物和睡眠的健身方法，在人年輕時還無大礙，但是身體總有衰弱的時候，也有老化的一天，那時候要靠什麼呢？孔子是個偉大的養生家，他曾經說過：「人在二十歲的時候要快跑，三十歲的時候要慢跑，四十歲的時候要快走，到了五十歲就要學習慢走了。」這即是古人的養生之道：一切順著身體的自然狀態去運轉，才能讓它保持最佳狀態。

其實，真正影響身體健康的是「氣量」，而不是運動量。一個真正對我們身體好的運動，一定要符合四個原則：循環、排除、補充和平衡。

「循環」：能夠讓身體內部氣血循環順暢、良好。

「排除」：能夠將身體裡不好的東西、濁氣排出來，代謝掉。

「補充」：藉由呼吸，吸取外在好的自然之氣來補足自己的元氣。

「平衡」：能夠讓身體內外都均衡——四肢均衡、五臟六腑也均衡。

並非所有運動都能符合這四項原則。而且，一般人運動時只在外在下功夫：只運動到筋骨與肌肉，無法深入五臟六腑。雖然大量運動確實可以加強呼吸量，帶動氣量，最後推動血液循環，然而這種健康法則仍然是從外在訴求，並不能讓身體達到最佳狀態。因為我們並不了解自己是否需要這麼大的運動量。此外，運動時多半需要使勁，反而容易造成身體緊繃、而非放鬆的現象。因此，若是運動不當，也容易因為過度消耗而造成運動傷害。

氣功與一般運動不同之處，在於氣功有這四個功能——循環血氣、排出廢氣、補充元氣、平衡五氣。所謂五氣，指的是肝、心、脾、肺、腎這五個身體器官的氣，分別代表了木、火、土、金、水。只要讓五行相生、不斷運化，五氣即可中和，身心狀態就平衡了。氣功完全以「氣」著手，不以運動量為主。它藉由呼吸的調整讓身體感到舒服；藉由呼吸的調整，自然帶動循環，增強脈搏跳動，達到增氧的功能。

而且，氣功是內外兼修，從「身」、「心」、「靈」三方面並進。當氣機與心境配合之後，身體就容易放輕鬆，然後隨著呼吸和動作的導引把氣運到五臟六腑，導引至神經末梢，造成回流，促進全身血脈的循環，以致於身心靈平衡的狀態。這是其他運動無法預期的效果，可以讓身體每天保持舒暢，連個人性格、生活態度也會產生改變。

不論做什麼運動，都要適量，而且都要設法導入「氣」的作用，才不會一直消耗，疲於奔命。「氣功」是中國古聖先賢留給我們的智慧財產，我們應該要好好學習，利用導引來練精化氣，提昇我們的身心靈狀態。

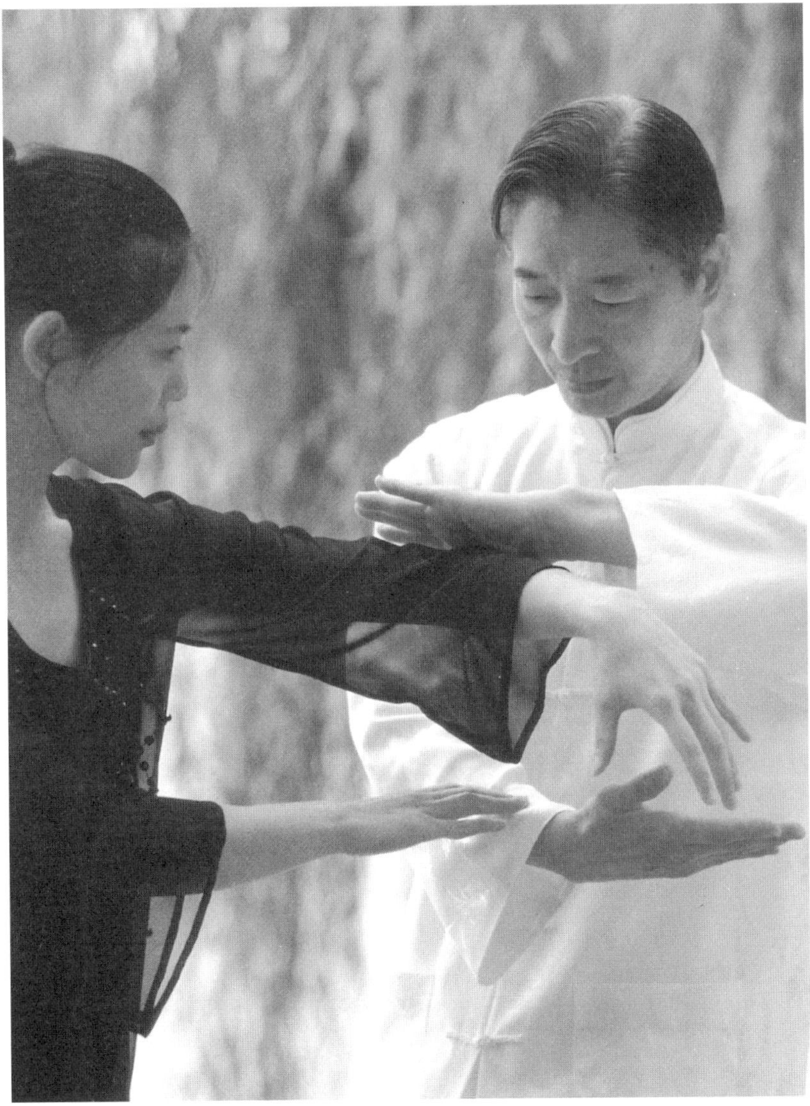

每天十分鐘，十年不得了！

有一次，一群企業界人士有個聚會，請我去講講話。我順便帶了幾個學生去現場表演氣功。看完學生的表演，大家都非常感興趣，因為他們原以為練氣功是一件很複雜、而且需要特殊場地與道具的事情。沒想到看完學生的示範演練，才發現原來氣功不是什麼神祕的功夫，而且一點都不複雜。可是接下來問題就來了。這些事業有成的老闆、董事長們，拿出行程表來是一個比一個忙碌，有人說：「我連睡覺時間都沒有了，哪有時間練氣功？」有人則是直接了當的問：「學氣功要學多久才有效？」

「學氣功要學多久才有效？」這是一個大家都喜歡問的問題。現代人分秒必爭，凡事講究速度，即使是練氣功也希望能快速見效，最好是三、兩次就能改善身體狀況，或是吃個什麼、靠別人打通這個脈那個穴、或是花錢買個什麼座、或工具的，就可以達到目的。

大家都喜歡快，愈快愈好，愈巧妙愈好，最好不必自己練就可以有一身功夫，得到健康的身體。但是，天底下哪有這等道理？熟能生巧，空中生妙，要巧要妙，先看自己是不是已經熟練、已經放空？不熟就想巧，不空就想妙，則巧不起來，也妙不出來，因為巧妙是鍛鍊出來的。巧妙就是功夫，是方法加上時間的累積，靠腳踏實地的練，誠誠懇懇、誠心誠意的練，精誠所至，金石為開。

修練身心走捷徑的方法當然有，但是談何容易！走捷徑非常危險，需要時刻有明師指點、引導，否則會出毛病。像有些人練斷食法，光靠自己矇頭苦練，練到面黃肌瘦、兩眼昏花、上氣不接下氣，最後只好放棄，這都是沒有明師指點，方法不當的緣故。走捷徑的危險性豈是尋常人可以輕易嘗試？一般人鍛鍊身心，一來必須得法，二來還是必須靠自己腳踏實地，循序漸進的練習。

氣功養生是從身到心，由外而內的一個循序漸進的功夫。我們必須先將身體調整到平衡狀態，才能培養心境平和的功夫，進而達到靈性提昇的境界。這個過程，斷然不是一蹴可及，得要個人用功，持之以恆才能見效。每個人因為體質不同，練習氣功的效果各有差異，但是只要肯撥出時間練習，跟隨師父所教導的動作去做，不必多久，就會有所體會。如果能夠每天至少花半小時聚精會神的練習，則身體每三天會有一個小汰換，七天會有一個大汰換。如果還能專心的練一個功法，天天練習持續一百天（即百日築基），則效果更加明顯。這只有自己去練，才能有所體會。

有些人說：「我真的很忙，實在抽不出時間來練習，怎麼辦？」其實，練氣功多麼方便，既不需要特別到哪裡去，也不需要準備什麼道具、衣服，只要一有空閒，隨時隨地都可以練習。心情好的時候要練，心情不好更要練；精神好的時候要練，精神不好更要練。就算是每天只能練十分鐘，十年下來也是不得了。

練氣功只要有耐心跟恆心，一定可以看到成果，就怕不練而已。我們常聽人講凡事總有個「先來後到」，可是這個道理在練氣功上可就不是定律囉！原則上當然是先來先到、後來後到，可是練氣功卻是有人先來後到，也有人是後來先到，當然也有人是始終未到！這除了各人資質的不同外，也看個人是否能看清、摸清、練清？是否肯持之以恒？每個人什麼時候起灶，就什麼時候起算。不來當然是不會到，如果中間走走又停停，也只好晚一點到！

天下的道理都是一樣的，一個蘿蔔一個坑，一分耕耘一分收穫。所謂「不怕慢，只怕站；站著看，不如走著瞧！」就是這個道理。殊不知，有時候慢到某種程度時反而快，因為「慢」就是「穩定」，穩定比速度重要，我們若能不求快而快，這才是真的快！做任何事情，並不是我們一心想求快就快得起來的，如果少掉中間練習、努力的過程，結果不但快不起來，反而可能得不償失，所謂「欲速則不達」就是這個道理！

自己先明白，明師才會來

我認識一些做直銷的朋友，發現他們經常有一種所謂「XX啓發」的課程，像是「三分鐘推銷術」、「潛能激發班」、「自信加強訓練營」之類的，讓許多自信不足，或是生活迷惘的上班族去上課，學習如何積極、主動的替自己爭取。仔細看這些課程，屬於「啓」發的部份，好像少了點兒，相對的「激」發部份，好像又多了點兒。也因此，製造了一種莫名其妙的現象。

像有位先生上了課之後，就自信滿滿地到處告訴別人：「我以前交女友，總是讓人家甩，現在可不同了！自從在某啓發班上了某激勵課之後，我現在可懂得如何甩別人了。」還有一位小姐說：「以前推銷產品，我總是畏畏縮縮、有口難言，業績上不去。這下好了，自從在某啓發班上了某魔鬼訓練課之後，不管多爛的產品，我也能理所當然的推銷出去了！」

各位聽聽！這樣的「啓發」是不是製造更多的社會問題？現代社會講求快速，處處爭取，人人的生活都充滿壓力，時時覺得迷惑、矛盾。可是因此而去「激發」出這樣積非成是的觀念與想法，不但對自己沒好處，也可能因此製造了更多的人生矛盾。我們應該自我檢討，想想平常的自我教育到底是「啓發」還是「激發」？

我們要弄清楚，啓發可不是激發，啓發是來自於內在寧靜的深處，以及外在虛心的接受；激發往往是來自於內在欲望的衝擊，以及外在急切的擁有。如果一股腦子的把激發當成了啓發，將會製造很多後續的困擾；說得嚴重點兒，激發易製造魔鬼，啓發能創造天使。（魔鬼的定義是來自於社會的負面影響，以及抗拒的心態；天使的定義是來自於社會的正面需求，以及包容的胸懷。）

真切的啓發是不斷累積正面的觀察、善良的醞釀、平和的作風，無論在任何情勢，形成一股堅定不移的信念，讓別人看到之後能產生一股激勵作用，亦能自我期許，對自己說：「我也要像他這樣」，這才是由啓發得來的激發作用。若無啓發之前奏，硬要把一個人的潛能激發出來，那怎麼會不「激」出毛病來？

因此就有人問了，「那要怎樣才能找到一個能啓發我的明師呢？」人不可無師，但是對於師父的觀念一定要正確。現代人經常不懂得「師父」是什麼意思，更不懂得「尊師重道」，到處拜師、追求名師。殊不知，真正的名師是「明師」——明白的師父，而不是有名的師父。該如何去洞徹這個師父是不是明白？其實道理很簡單，首先要返求諸己——先問問自己是不是明白。

一般人處事為人總想到「得」的問題，因欲「得」而百般造作，最後如果得不到或不理想，就因此氣憤填膺，怨天尤人。有些人拜師的心態則是好高騖遠，希望快速得到效果；有些人則是好逸惡勞，希望自己不需要花功夫就可以獲得一身好本領；有些人則是貪小便宜，最好不用收費免花錢；有些人則是覺得收費愈貴才是愈好的功夫；有些人則一心追求神通、超能力。這種種偏頗的心態，正是許多人不得其門而入的原因。因為我們用怎樣的心態去找師父，就會找到什麼樣的師父。心態不對，愈是想名師，明師愈是不會來。

就像練氣功一樣，練氣必有循序法，求快不當易走火；求馬上打通也是一樣，光靠外援而自己不練習也是枉然。好逸惡勞，貪小便宜，含曚圓滑，都使我們的人生變得複雜繁瑣，讓我們疲於奔命。其實，只要我們把事情單純化，由一樣簡單的事物或方法，執中貫一，心無旁騖的鍛鍊，自然會由簡單變得不簡單，也就是一通百通的道理；而不是追求繁瑣使其變得更為複雜，也就是「樣樣想通，最後是樣樣稀鬆」的道理。

因此，我們要明白自己學的目的是什麼。當我們自己明白的時候，明師自然就出現了。當我們跟隨明師，把身體修好、性情也養好之後，很多東西自然就從我們的內在深處啓發出來，不求而自得。只有真正的「明師」，才能指點我們不明白之處。我們要懂得跟隨有道行的人，自然也就可以走向正業了。

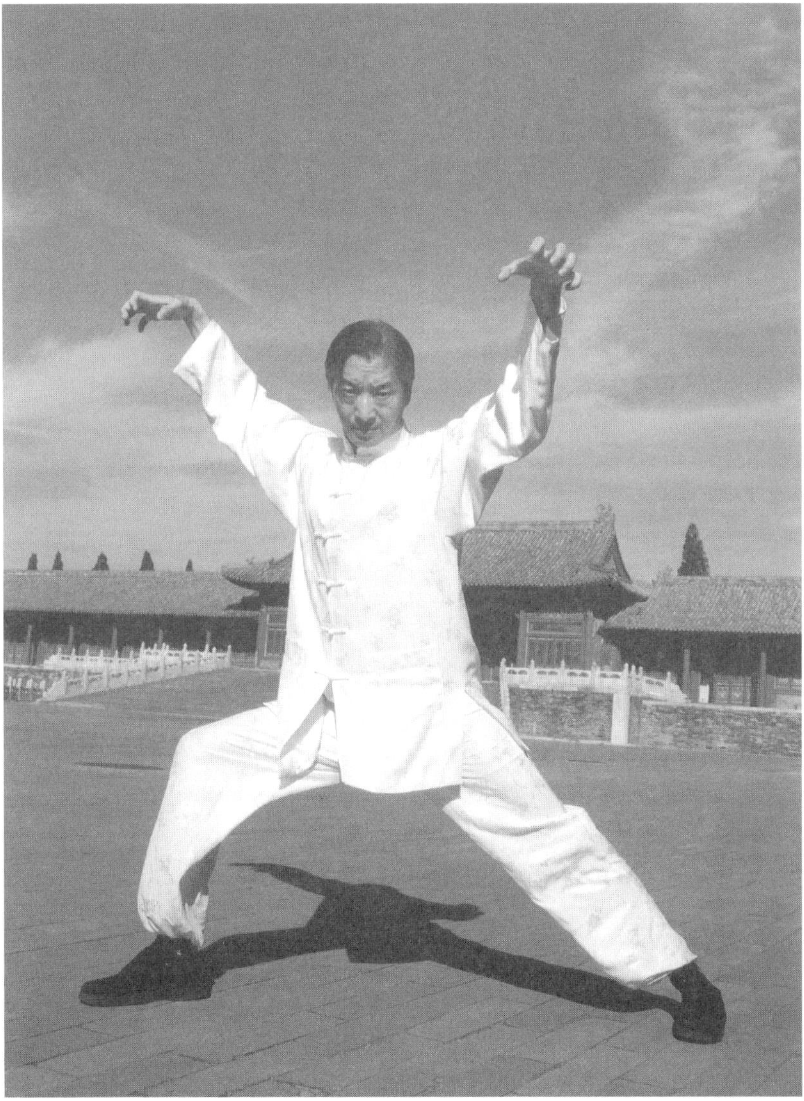

五行合襯，五色調和——辦公好風水

「人窮呼天，世亂敬神」，碰到經濟不景氣的時候，百業蕭條，但是算命卜卦、風水堪輿這門行業卻是一枝獨秀。有個從事「開運印鑑」行業的朋友就說，勞委會公佈失業率創新高，他們的業績也是創新高！員工沒頭路，老闆沒客户，人生茫茫走無處，最後不是偷搶拐騙，不擇手段，就是訴諸鬼神，求天求地，希望重新找到好運氣。這位朋友現在不但幫人做「開運印鑑」，還延攬了一些風水師，專門幫人看風水，生意愈做愈大，絲毫不受不景氣的影響。

所謂「堪輿論」就是講「風水」，堪者為天，輿者為地，堪天輿地就是看風水。「風水」的道理很簡單，一個房子的坐落沒有水，空氣不流通（風），光線透不進來是不行的，這就是「風水」。一個辦公室的風水一定要配合五行——木、火、土、金、水，辦公室如果沒有把五行配合好，常常會讓人覺得不對勁。比方說，一個辦公室不管大小，一定要有盆景佈置，要不然就會讓人感覺冰冰涼涼的，因為現在辦公室到處都是鐵櫃子，鐵的東西本身就是「金」，只有「金」多，沒有「木」來陪襯，一定會出問題。

又比方說「火」，辦公室到了中午休息時間或是快下班的時候，來點音樂，就是一種「起火」的功用。因為我們人到了快下班的時候，精神領域開始往下沉，循環也變得比較不好，這時候就要用音樂來把低沉的心緒提振起來。中午休息時間放音樂，也是讓員工精神為之一振的好方法。音樂就是水跟火的交流，這也是五行的原理。

又比方說辦公室裡掛畫，也可以製造出不同的辦公氣氛。但是掛畫要注意顏色搭配，像有些辦公室掛滿了字畫，感覺還是太嚴肅，必須要山水、花卉、字畫等等水火交融，各種顏色協調，讓亮麗的東西顯現出來，才能打破死氣沉沉的感覺。又比如說礦石之類的擺飾就屬

「石」，放在桌子上或是櫃子上都可以，有些辦公室甚至還在角落佈置石景，整個兒的氣氛都會不一樣。

辦公室的佈置要依照本身的坐落位置和格局去設計安置，因為每個房間的格局都錯綜複雜，不一定很方正。但是基本原則還是離不開五行。按照五行的原理，東方屬「木」，就安置屬木的東西，像是盆景、掛畫等等；南方屬「火」，就安置屬火的東西，像是燈具之類的；西方屬「金」，就安置屬金的東西，像是鐵櫃、玻璃等等；北方屬「水」，就安置屬水的東西，像是魚缸、水景等等；中央屬「土」就安置屬土的東西，像是礦石、石景等等。這就是五行的道理，妥善運用，可以把辦公室的磁場整個兒轉換過來。

除了「五行合襯」，還要注意「五色調和」。五色就是五種顏色——青、赤、黃、白、黑。辦公室不能老是讓人覺得冰冰涼涼的，如此工作者的思維無法得到啓發。如果五色不調，則心緒不調；心緒不調，則精神不調；精神不調，難以集中；難以集中，則身體狀況容易頹廢、懈怠。這些都是佈置辦公室一定要知道的觀念。

五行一定要掌握。比方礦石類的東西是「土」行，要怎麼樣佈置在辦公室的最中間，哪怕是弄一個屏風、一個玄關、或是砌一道小牆，用石頭來佈置都可以。佈置的方法很多，所謂「八仙過海，各顯奇門」，佈置本身大一點小一點，看起來凌亂一點，或是清清爽爽，都在個人領域，沒有關係，最重要的是要重質不重量，看起來舒服就行。

如果你的辦公空間只是一個小方格，根本沒辦法佈置的時候，該怎麼辦？這時候還有一個小訣竅，可以用「字」跟「畫」來處理，什麼都不要擺，放字畫就可以了。比方說，可以用春夏秋冬的原理來做一個代表，在辦公桌的一角佈置一個春的感覺，或是夏的感覺，但是方位一定要對。春天屬木，就是在東邊；夏天屬火，就是在南邊；秋天屬金，在西邊；冬天屬水，在北邊。每個人可以看自己的喜好或感覺，在絕對的方向佈置一個景象，馬上可以改變風水。

比方說這陣子心浮氣躁，覺得春天的感覺對自己比較好，就可以在東邊佈置一個春天的感覺，煩躁的時候椅子一轉，對著這個角落，馬上心平氣和，文思泉湧。又比方說這陣子覺得冬天的感覺比較貼切，就可以把佈置轉換一下，在北邊佈置出冬天的感覺，沒事時往這個方位一坐，看是打坐、靜思，感覺都會不一樣。

古人常說「超出三界外，不在五行中」。不僅是辦公室的風水與五行息息相關，我們所從事的行業也跟五行有關，任何事情都離不開五行。只要掌握五行相生的道理，不但辦公室的風水會愈來愈好，事業也會蒸蒸日上！

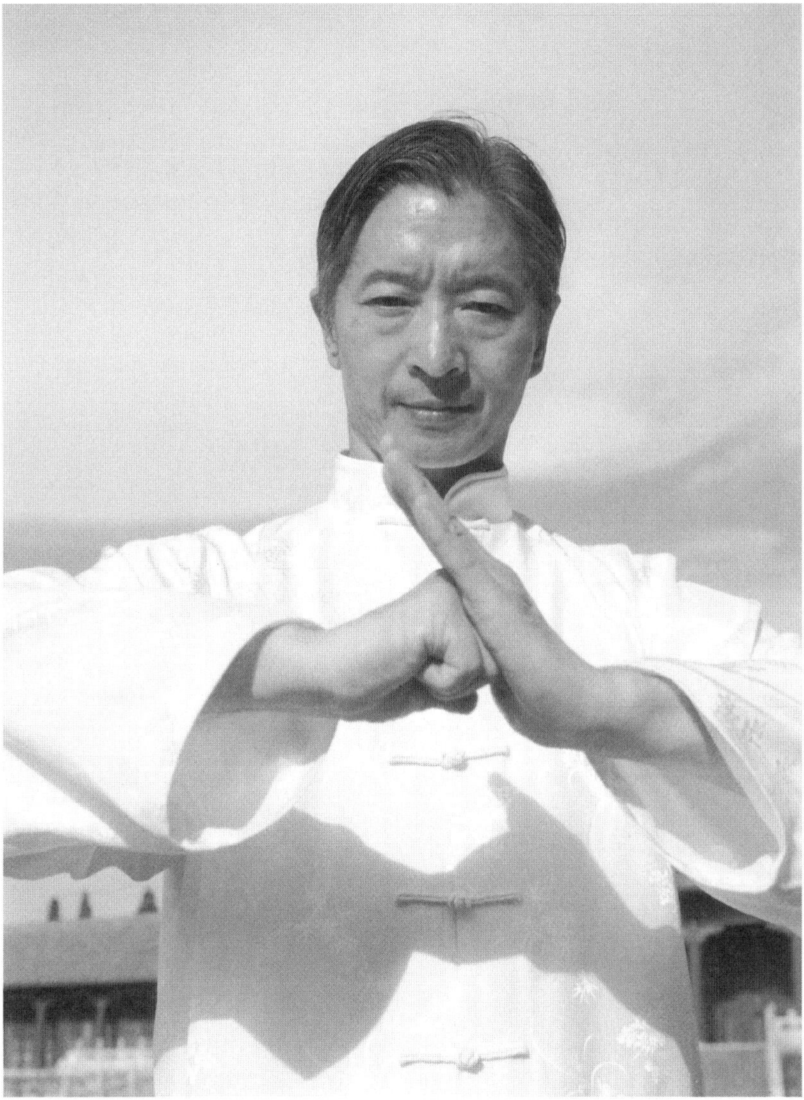

同流不同流？合污不合污？

很多年以前，曾經有個香港的大財團聞名而來，找上了我。他們很熱切的說要帶我到香港發展，我聽了也蠻樂意的。其中一個人就問我：「你一個月大概需要多少錢？八萬塊錢夠不夠？」我一聽，心裡挺舒服的，因為當時每個月八萬塊可不是小數目，日子可以過得不錯了。接下來他又說：「我說的可不是台幣，是港幣。」

這下子我心裡更舒服了，港幣可比台幣又多出了四倍的錢，這還得了，我真是滿心歡喜！結果他又接了一句話：「可是有一個條件——我賺多少錢，你不用管！」我一聽，心裡開始發毛了，因為我一向是正派經營，聽到這個「賺多少錢我不用管！」心裡怎麼可能不發毛，於是我就跟對方說：「我再考量考量。」然後我就溜了，不再跟這些人打交道。後來聽説他們找了一個某某大仙的，真的把他請到香港「發展」去了。

一般人到一個環境去，當感覺氣氛不對時，第一種人的反應是：環境不對，但我無可奈何，只好同流合污。第二種人的反應是：既然不對，我溜之大吉，快快走人！第三種人的反應是：氣氛不對，我雖同流但不合污，要想辦法改變！

第一種人到了一個環境，發現自己不屬於這個環境，或是這個環境所從事的是對社會缺乏建設性的工作，卻仍然待了下來。有人説自己是萬不得已，否則沒有工作做；有人則是為了既得的利益，捨不得放棄；還有人是為了每個月的五斗米，不賺錢會活不下去。總之每個人都會想盡辦法，拐了彎抹了角去找一個理由，然後想辦法接受自己的想法，原諒自己。

可是，通常這種人也不見得真的能夠同流，反而是邊待邊怨，滿肚子牢騷。但是為了每個月的薪水袋，還是會一直做下去，一直做到自己無可奈何的地步。幸運的，說不定有一天碰到一個轉捩點，捕捉住了，人生從此走上不同的道路。但是一般人就只會這樣一直下去，一直到過了一輩子，一直到也許碰到裁員，才產生了新的人生轉捩點，或是一直到發生問題為止。偏偏這種人又經常會發生問題，發生了問題又抱著「得過且過」的心態，就這樣把人生給蹉跎掉了。

第二種人，當機立斷！可是當機立斷並不是未經思索。當我們到了一個新的環境，發現這個環境跟自己有點不對勁的時候，第一個要有的心態就是「深入探討」，去探討這個環境到底在做什麼？自己的心裡要弄到清楚為止。第二個心態就是抱持著「學習」的心態，去思索我來這裡能夠學到多少東西，然後努力去學習。第三個心態就是抱持著「熟能生巧」的胸懷，去研究如何在這個工作崗位上達到駕輕就熟的地步。

如果能在這三種心態上下功夫，自然會產生一個現象，那就是你很容易可以察覺到這個環境是否為真實不虛，還是買空賣空，是真是假立時可辨。其次，你也很容易能夠明白自己是否真的能在這裡學到東西。然後，你也會很清楚這個工作與自己的價值觀是否相符，是否值得繼續在這個工作上熟識與探討。

這幾種微妙的感覺一旦出現，個人的來去就很容易做決定了。但是就怕一般人在不深入、不熟識的狀況下，只是覺得跟某些人不對味兒，或是感覺某些氣氛不對，或是認為事情太難、做不到，或是覺得事情太容易沒有挑戰性等等，為了這些表面的困擾，就快速的下決定，最終還是不免蹉跎了人生。

第三種人就不簡單了——但是要真的做到這一點，能夠心有餘而力能達，隨時抓住氣機，穩住氣氛，可就要靠不同的鍛鍊了。當事情順時，要戰戰兢兢讓事情繼續順下去，一看事情不對勁，就要沉住氣，才能讓氣氛改變。要想發揮實際改變的力量，第一，要保持氣定神閒；第二，要以身作則；第三，要有持恆的力量。這幾個現象如果都能掌握住，才有可能改變。

如果沒有辦法保持氣定神閒，則難以持恆，也沒有以身作則的功能，更沒辦法發揮影響力幫助別人。這三者統統都要掌握住，尤其是持恆的心，只要堅持，一定有所收穫。

但是堅持也是有方法的，這個方法有如竹節一般，不可一通到底，也不可都是實心，要空一塊、補一塊，一空一補。也就是說，要進一步，停一下，看一看；再進一步，停一下，看看十拿九穩了，再進一步，停一下，再看一看，如此繼續不斷的往前進步，到最後一定有所得。

有很多人在既得利益上下功夫，最後終究得不償失，顧此失彼，顧彼失此。人生是公平的，我們往往在這裡得到，會在那裡失去；在這裡失去，卻又在另外一個地方得到，這就是「捨得」的道理。一個懂得「捨」的人終究要「得」，一個只想「得」的人終究要「捨」，就看我們的出發點在哪裡了。我們這一輩子練的就是「心」，隨時隨地該提就提，該放就放，來去無蹤，揮灑自如，無罣無礙！

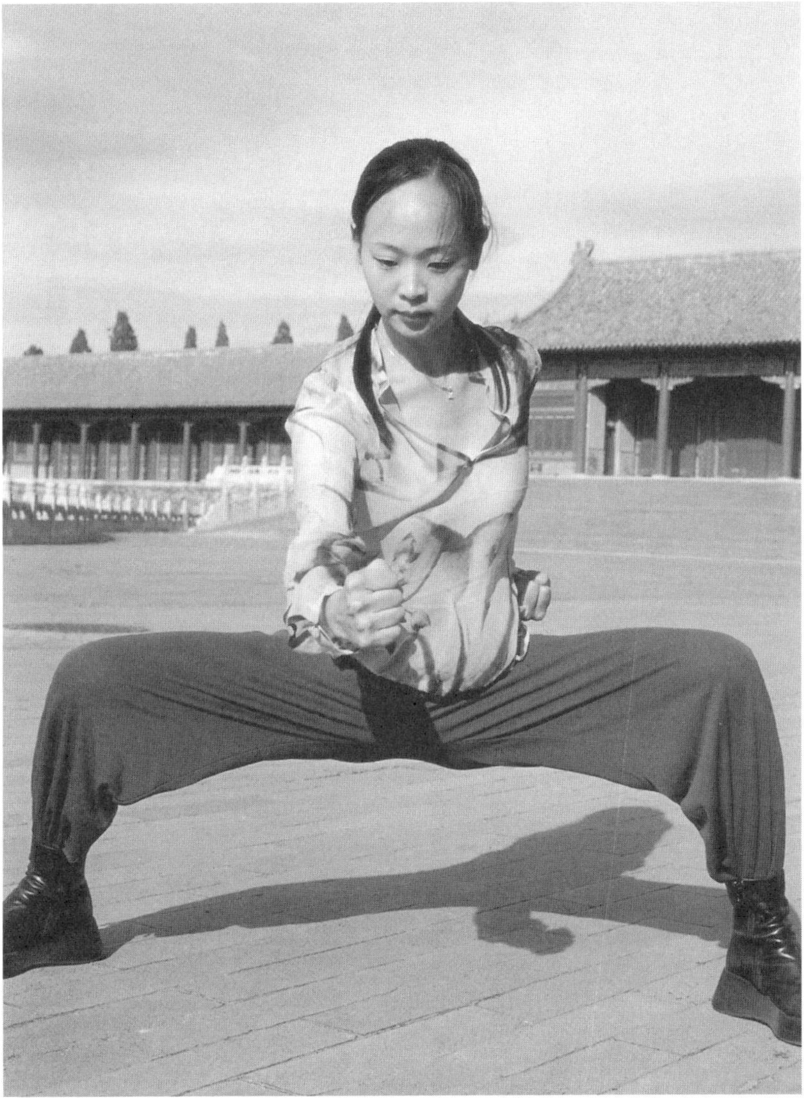

經常換頭路，跟誰過不去？

我有個學生，每次問到她最近在做什麼，她都在換工作。今天這裡幹一幹，明天那裡幹一幹，反正不是自己的問題，就是公司的問題。隔陣子再出現，問到她的狀況，又碰上了所謂的遇人不淑，不是被騙了感情，就是被騙了金錢，弄得哭哭啼啼的。怎麼勸她，怎麼跟她說，還是一把鼻涕一把眼淚，我煞費唇舌、苦口婆心，好不容易才說到她好像聽懂了，高高興興的離去。過陣子問她怎麼又好久沒來了，原來又在找工作了。以為她好像聽得有那麼回事了，沒想到還是永遠擺脫不掉一個金錢的問題，一個感情的問題，還有一個——她個人根本不知道要「做什麼」的問題。

有些人老喜歡換工作，問他為什麼？他就說我這個人是屬於「閒雲野鶴」型的，不適合工作。什麼叫「閒雲野鶴」？以前只有真正的修行人、有道行的人才能「閒雲野鶴」。我師父當年曾經講過一句話：「所謂真定者，不是在坐的時候才定，而是行住坐臥，無時不定，無時不靜，才叫真定。」

閒雲野鶴並不是一直逃避，逃避難以接受的金錢問題、逃避難以接受的狀態，這其實不叫閒雲野鶴，而是因為自己沒有辦法跟人群接觸，自己的狹隘、自己的缺乏包容心，不夠寬廣，才造成了疲於奔命的現象。真正的閒雲野鶴是無處不閒，無處不雲，無處不野，無處不鶴，隨時隨地都可以閒，隨時隨地都如浮雲一般，也隨時隨地都可如野獸一般。日子不管多麼的忙碌，再多一件忙事也不慌張；日子不管如何的閒散，也絲毫不覺得惶恐，這才是真正的修行人。

釋迦牟尼佛曾經說過，一粒沙子有如大千世界，大千世界有如一粒沙子。當我有一次在馬路上撿到一塊錢的時候，我突然悟到一件事情：一塊錢有如一億、一兆，一億、一兆有如一塊錢。只要懂得一元的道理，懂得尊重、敬重，運用這個一元的時候，你的一億一兆就指日可待了。要不然，跟錢過不去，錢就跟你過不去；跟人過不去，人就跟你過不去；跟事過不去，事也跟你過不去，就這麼簡單。許許多多的人只不過是跟自己過不去，跟別人過不去，跟金錢過不去，或是跟事物過不去，從來沒有真正的探討問題，從一個問題裡獲得通達，因一通而百通。

一般人總是在太和上下功夫，在陰陽上下功夫，在男女方面下功夫，在進退方面下了更大的功夫，但卻失去了最原始的根本。

這最原始的根本是什麼呢？講穿了就是道德領域——有道必有德，有德必入道。如果一個人做事情沒有在道德領域上下功夫，所做所為，所接觸的都是疲於奔命。疲於奔命到最後的結果，要不是半途而廢，就是得不償失；而且經常正是因為得不償失就半途而廢，所以才會到處抓瞎，這邊待一下，那邊待一下，然後還回過頭來原諒自己，這次是因為那邊的氣氛不好，下次是因為那邊的人不好，再下次就是事情不好，反正都跟自己沒關係，都是自己好，別的東西都不好。

但是，當一個人能反過頭來以道德領域去審視自己，當他發現自己的不好之處時，他就能真的知道對方到底好不好了。一個人若沒有自我反省的道德領域與能力，永遠不可能知道對方好不好，他可能會把壞人看成好人，把好人看成壞人，該做的事情不做，一件雞毛蒜皮的事情反而做得好過癮。如此本末倒置，皆因判斷錯誤。

我們要在「一通百通」上面下功夫。今天我如果去看一條水溝，不把水溝看穿了，就不會去看河。但是很多人看一條水溝，一下子就覺得水溝已經看過了，於是就去看河；去看河的時候，又覺得河也已經看過了，就跑去看海；看了海也覺得看過了，於是又開始去爬山。等到隔了一陣子，新鮮感又出現的時候，他又回頭去看海、看河、看水溝。以這樣的領域，他永遠覺得自己聰明，但卻永遠只能看到事情的表面。他只知道有河、有海、有水溝，但不知道每件事情的根本。

可是我卻是要看到事情的根本，要看到完全了解水溝裡面是什麼東西。於是當我了解水溝的時候，我對河已經幾乎了解了，當我了解河的時候，我大致上知道海是怎麼回事了，當我去看海的時候，我就已經恍然大悟了。這時候，我可以一輩子不再去看海、接觸海，也可以說出無邊無際的東西。可是很多人做不到這一點，看了無數次還是說不出所以然來。這就是沒能一通百通的緣故。

凡事只要耕耘，一定會有收穫，但要時時刻刻問自己：「我是不是確實耕耘了呢？」當我們懂得「默默耕耘，莫問前程」時，收穫的日子就不遠了！

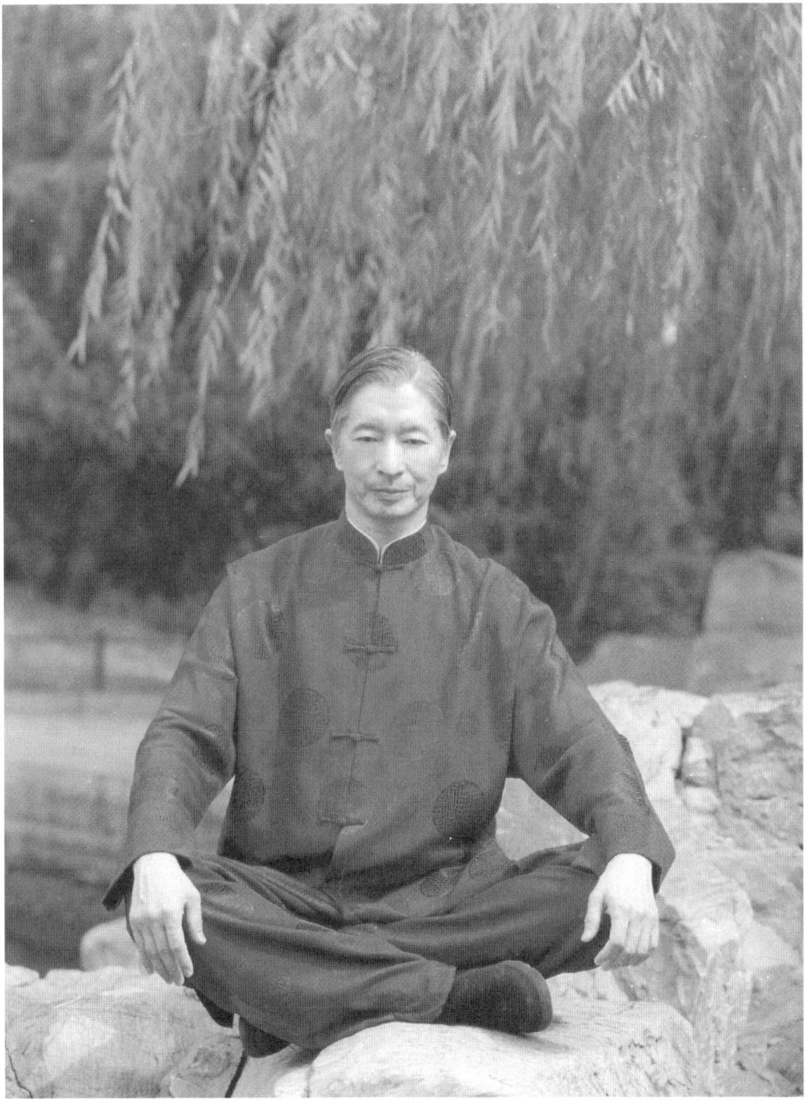

生意相惜，企業互利

有一位企業家生意做得很大，原來打算和其他幾家企業聯盟發展，卻偏巧碰到經濟不景氣。於是這位企業家跑來找我，希望我給他一些建議。

他覺得經濟狀況不好，考慮取消聯盟計畫，各求生路。聽到這些話，我的腦際閃現大多數人面對經濟不景氣的恐慌，悲憫之情不禁油然而生。於是我給了他一點兒建議，我告訴他：「企業者，須維護四大企圖。一、合作；二、生產；三、完美；四、公益。」

這四大企圖是什麼意思呢？

一、合作：不管在經濟景氣的時候，或經濟不景氣的時候，企業經營者都必須鞏固「合作」的心態。與企業聯盟的夥伴，共同享受成果、共同攜手解決難題。如果存著景氣好的時候才合作，景氣不好就分道揚鑣的心態，則合作的精神不能發揮得淋漓盡致。

二、生產：當經濟景氣好的時候，企業要同時在「量」、「質」、「精神」上面生產；當經濟不景氣的時候，則要在「質」與「精神」上面生產；在最不景氣的時候，就更需要在「精神」領域上下最大的功夫。什麼是精神領域呢？就是培養大家同舟共濟的精神，能夠一起勒緊腰帶，相互期許與勉勵，看看大家是否夠爭氣，能夠不替社會製造更多的問題，並且攜手共同渡過難關。

三、完美：無論在產品、價格、制度，以及精神上，都必須力求「完美」。尤其在「精神」上，要時時省視自己的出發點、學習態度、心境的提昇等等，不論處於何種狀況，絕對「不改初衷」。有些人在一切順遂的時候會念茲在茲，不忘自己當初創業的目的，但是碰到不順遂的時候，可能會為了賺錢而不擇手段，墮落了自己。

四、公益：企業者的每一個出發、步驟、產品、產量等，都必須以大眾的利益為考量。或許有人會說：「迫於情勢，我不得不先替自己著想。」但這是因為「智慧」還不夠，所以還沒有找到更好的方法，並不表示更好的方法不存在。如果智慧足夠，一定可以找到符合大眾利益，也不危害自己利益的好方法。

所謂「生意」，便是「意生」，亦即在每個思想領域裡均抱持著「相生」的心態，而非「相剋」的心態。若是抱持著「相剋」的心態，那就不叫「生意」，而是「剋意」了。許多人剛開始做生意，也想老老實實的，在相互受益的情勢下做點兒「生意」。但總是好景不常，也許是人為的因素，也許是經濟影響，也許是吃了秤坨鐵了心等等，反正碰到狀況，為求自保，自保過度，就傷害了合作對象。

當這種狀況發生時，我們總是不斷找藉口原諒自己：「是因為社會的趨勢嘛！」「經濟不景氣，實在沒辦法！」「對方有問題，不能再合作了！」「我先自求多福，再來幫助別人吧！」如果人人心態皆是如此，世界末日真是指日可待了。所謂「天無絕人之路，人有坑己之心」

不正是如此。做生意，無論在任何情況，只要有一方受傷害，不能找任何理由，只能怪自己智慧不夠。但是，當我們虛心的「反求諸己」，此時必有生機再度燃起。

所謂「遠取諸物、近取諸身」，我們先別執著於「物」，在追求「物」上面下好大的功夫，到最後越取越遠，偏離了初衷。而是要不厭其煩的「近取諸身」——不斷地反省自己，最終勤能補拙，自然能夠找到真理，啓發本性，而掌握一條沒有矛盾的生命之途。

人人講義氣，不怕不景氣

好幾年以前，有位朋友生意經營不善面臨倒閉。他打算遣散所有員工，卻不知道該如何開口，於是來找我指點迷津。我劈頭先問他有沒有和員工談過這件事情，有沒有讓員工有心理準備。他說不打算讓員工知道公司經營不善的問題，只想讓員工走路了事，只是不知道怎樣做才比較好。我立刻告訴他，萬萬不可如此。

我告訴他，企業就是要不斷的生產。經濟景氣時要生產，經濟不景氣時還是要繼續生產，只是觀念要正確：經濟景氣時要在「量」上生產——生產大量產品以符合市場需求；經濟不景氣時要在「質」上生產——回頭審視產品的品質是否足夠完善；經濟崩潰時就要在「神」上生產——建立革命情感，生產「人性」、「人情」，培養「忠肝義膽」的精神。若是糊裡糊塗地裁掉員工，問題不見得能夠解決，員工反而可能製造出更多的問題。

於是，我請他回去以後找員工說清楚，告訴大家公司經營不善、快垮了，問他們有沒有什麼方法。大家在「忠肝義膽」上面下功夫，如果討論到最後彼此發現真的無利可圖，也就自然解散，沒有人怨。幾個月後，這位朋友回來找我，他高興的說，沒想到員工想出很多法子，而且大家都留下來繼續努力，竟然把公司撐下來了。

這就是修行的觀念，不過是「簡單」二字，一切化繁為簡，在道理上下功夫。然而現在有些生意人，景氣時拚命在「量」上下功夫，忽略了「質」的問題，只想趁機狠狠撈一筆；不景氣時就在「質」上更馬虎，坑矇拐騙的花招百出；到了更不景氣的時候，當然只好解散了。如果做生意的出發點是互相利用，利用到後來，一切都是一個大騙局，騙到後來騙不下去，當然無法面臨考驗。凡事必須以「義」為先，先求「義」，後求「利」，「利」中才會生「益」。如果先求

「利」，最後必定無「益」，至終則免不了失「義」。

記得有一回，我到世貿看工業展，我發現產品琳瑯滿目，美不勝收。問起價錢，居然是不賣的！原來那些都是外銷到歐、美、日的產品。這些產品，說實在的，從內涵到外觀都是一流，但在台灣都極少看到。忍不住請教緣由，結果全是外國人下訂單，讓我們台商製作的，因為外國人對質地看得緊，如果製作不良會被打回票，所以在品質上特別講究。這才發現，我們不是不行，而是要外國「逼」？給自己國人做的東西就比較馬虎。當時我聽了直搖頭，對方也無妨的笑了。

從養生的觀念來看，無論現在是景氣或是不景氣，我們都應抱持一個觀念，要在「質」上用功，而不在「量」上用功。如果是「景氣」，因質精而後自然地推動必要之量，才能達到理想中的最高境界；如果「不景氣」，更要不顧一切的注重「質」，才能度過難關。

有句話說：「天無絕人之路，就怕自己不悟。」人類的所謂不景氣，多半都是爭先恐後的在「量」上使勁，造成難以消化循環而停滯的現象。也因為太著重「量」，而忽略「質」，造成了使用者難以接受的現象。這就如同人體的消化系統——吃太多會消化不良，不重質會營養不均，如果「質」好則不用量太多，便已足夠。天下的道理都是一樣的。

現在正當不景氣，讓我們抱持著一顆「凝重」的心境，敬業樂群，無論如何不得慌亂，保持風度。如此才不會令事態更糟，而又能通過重重難關！

為人處事，三七分帳

記得從前在政府單位工作的時候，有一回，一份機密文件突然找不到了，因為是機密文件，大家都很著急，於是上面的被記過，下面的被處罰，整個單位上上下下搞得雞飛狗跳，忙成一團，到最後還是沒找著那份消失的機密文件。

這事情發生過了沒幾天，突然一個大颱風來襲，刮風下雨淹大水。我們的辦公室在三重，水淹到一個人那麼高，整個辦公室泡在水裡。等到第二天恢復上班的時候，我半涉水半游泳的到了辦公室，發現大家忙亂成一團，因為所有的文件通通泡湯了！不管是機密、極機密、最高機密、絕對機密，通通都一樣。到最後，上級來了一道命令，叫大家銷毀所有的文件，不管是幾級機密同等待遇。而這一回，既沒有人記過，也沒有人受罰。

整個事件顯得有點兒可笑，可是天下的事情就是如此可笑。但雖然可笑，我們卻又不能不為。然而「為」要「為」到什麼程度呢？我們行事做人應該用什麼樣的準則呢？如果沒有準則，可能經常感到有點兒零零散散，一下子覺得奔忙無序，一下子可能又草草收場，不管怎麼做，總覺得有些微遺憾。這是什麼道理呢？因為我們經常在處理人事的時候，不是太緊綳、就是太放鬆。太緊綳容易失去大局，太放鬆又易於疏忽小節。到底應該怎麼辦呢？這就要掌握一個「三七分帳」的原則了！

我們平日待人處事的時候，要用「七分天理，三分人情」的原則來處理，以順著天理為主，同時儘量做到能夠兼顧人情道義，如此就八九不離十了。在任何一個環境裡自處之道也要掌握「七分誡律，三分同流」，如此則能保持自我，也能與人群打成一片，不會有太大的衝突。

在團體裡面，要「七分合群，三分自我」，才能發揮整體的力量，也不會迷失自己。獨立作業的時候，要「七分埋首，三分外援」，先求盡力，但不固執在自己，懂得利用外來的助緣幫助自己達到目標。對於自己的成長學習，要有「七分期許，三分自在」的精神，培養高昂的志氣，讓自己不會停滯不前，也不會過份焦慮。娛樂玩耍的時候，同樣要三七分帳，「七分喜樂，三分謹慎」，才能盡興，又不致於樂極生悲。

每個人都具備「十分」之數。一般人若不是拚命的想保有十分，就是過度的渙散。一味的保有，會變得冥頑不靈，最後如水漲決堤，突然崩塌；若過於渙散，則難以貫串，凝聚力量不足。我們如何能不拘小節，又能顧全大局？能八九不離，又十分圓滿呢？

這三七的道理很簡單，卻也不容易。如果行事時把七與三調換了，總是未盡情理，謀事難成。如果把它通通變成十分，可能會把自己弄得呆頭呆腦，甚至支離破碎。如果想來個五五分帳，畢竟難以公平，因為我們人常有些惰性，又喜歡感情用事，總是因應當時所好，偏離中心思想，抹煞主客關係，所以經常有「該主反客」，或者「該客反主」的現象產生，最後弄得凌亂不堪，還是不免進退兩難。所以五五分法，若不是有些太過，便是有所不及，不然就是處在半調子狀態，不容易達到均衡。

所以，人只要秉持著凡事七分天理，有三分的勉強就行了。如果每件事能秉持著三分勉強，自然就不斷地在進步，如果增加到四分、五分，就會把自己累得半死，最後半分天理也遵循不了。如果只是一直在人情上面打轉，打轉到四分、五分、六分、七分，到最後就會轉到東西南北不分、四分五裂了。

仔細琢磨這三七功法，為人處事就受用無窮了！

八關考量，完美企劃

有個從事企劃工作的學生來上課時滿面憂愁、形容憔悴，我連忙問他發生什麼事情了。結果他不好意思的說，因為公司最近接下一個案子，老闆要他寫企劃案，他在電腦前坐了好幾個晚上，還是不知道要寫些什麼，十分傷腦筋，已經好幾天睡不好覺了。

我們常看到很多人寫企劃，寫得一長串，洋洋灑灑，可是還是難免有些疏忽，掛一漏萬。但是也有寫得太少了，感覺抓不到重點的。其實，不管是大小事，無論是個人或團體，人人都應該有企劃。但是如何寫出完美的企劃，就非得用這「八關考量」法不可了。

所謂「八關考量」就是運用八卦的道理。我們寫任何企劃案，一定要從八個角度去探討：首先，企劃的宗旨是什麼？接下來，要逐一說明在人、事、地、物、時這五方面的考量各是什麼？然後要探討企劃未來的展望是什麼？最後一定要說明企劃的終極目標在哪裡？從這八個不同的角度去探討一個企劃案，就能顧慮周全，面面俱到。

企劃時首先要有正確的觀念：我們圖的是什麼？以及所圖是不是正當？這一點基本觀念一定要掌握，要不然企劃沒有辦法開端。凡事一定要有開始，有了開始，接下來就沒完沒了，但是如果沒有開始，什麼東西也出不來。

假設今天是要辦一個活動，一定要先想清楚它的目的是什麼？觀念是否正確？目的是否正當？是廣泛的？還是狹隘的？是長遠的？還是一時的？千萬不可小看這一點考量，因為哪怕是一個小小的娛樂，也有它累積的力量，累積的是善的力量？還是惡的力量？要確實斟酌考量。

當然，一般人通常第一個考量是善的，但是到了第二步的時候，概念不足，就變成惡的了，到了第三步的時候，又回心轉意，到了第四步的時候，也許又忘了有前車之鑑，於是反反覆覆，起起伏伏，在善惡之間徘徊，讓人看不透也摸不清。不過我們可以暫且不要去理會別人的看不透與摸不清，先把自己摸清楚、看明白比較重要，從自己的善去出發。

考量我們今天所追求的是金錢的收穫？精神的收穫？還是其他物質領域上的收穫？還是為了教化的意義？這些通通都要考量，能取其一則取其一，但絕對不能只是玩玩的心態。若只是抱著得過且過的心態，到最後就怎麼樣也過不去了。

有了正當的開端，接下來要追求它的合理性。任何東西一定要合理化，只要中間有任何不合情理的事情，馬上打住，不要去做。即使是追求利潤，也要在合理性上訴求。然後繼續探討它的推動性——所推動的是什麼？也許現在做這件事情，是為明年造一個開端；也許是為了網羅更多人才；也許是為了拋磚引玉，結合力量。如果企劃沒有推動任何事情，只是好玩而已，實在也不值得去做了。

做任何事情一定要有意義，有長遠的計畫，有學習的價值。接下來，推動的時候要注重人的互動。什麼意思呢？做任何事情的時候，絕對不能只從自己本身的角度出發，造成別人的壓力，或是忽略別人的存在。因為我們整個社會是互動的，當我們做一件事情是對自己好，卻對別人不好的時候，千萬不要去做。因為這是違背良知的。違背良知的計畫，千萬不要去計畫！

當然，企劃任何事情必定要談到利益，只要是合理的利益，獲得是應當的。但是要掌握一個原則，那就是從「義」中得「利」，而不是從「利」得到「義」。用「利」去吸引人當然很容易，用「義」去吸引人卻很不容易。

很多人說自己是好人，但是別人跟他談「義」的時候卻都談不攏，這種人比壞人好一點的地方，是當人家跟他談「利」的時候他能不接受；但基本上還不算是一個真正的好人，只是一個似是而非的人罷了。我們任何一個出發點都要注重整體的利益才能長遠，從「義」

中得「利」，如此的企劃才能更完美。

任何的企劃，終其究竟，就是要發展企業。如果沒有企劃，哪裡來的企業？企業不管在宗旨、人、事、地、物、時、展望、目標上都必須切實地講求一切，才真的有功效可言。企業要懂得運用自己，懂得配合他人，不要存私心，要處處維護消費者的權益，時時有服務大眾的心境和胸懷，永遠追求安和樂利，凡是不安和、不樂利的事情不要去做，對社會、國家、民族、地球懷抱責任感與責任心，那麼，企業不僅能提高層次，該得的利益也自然能得到了！

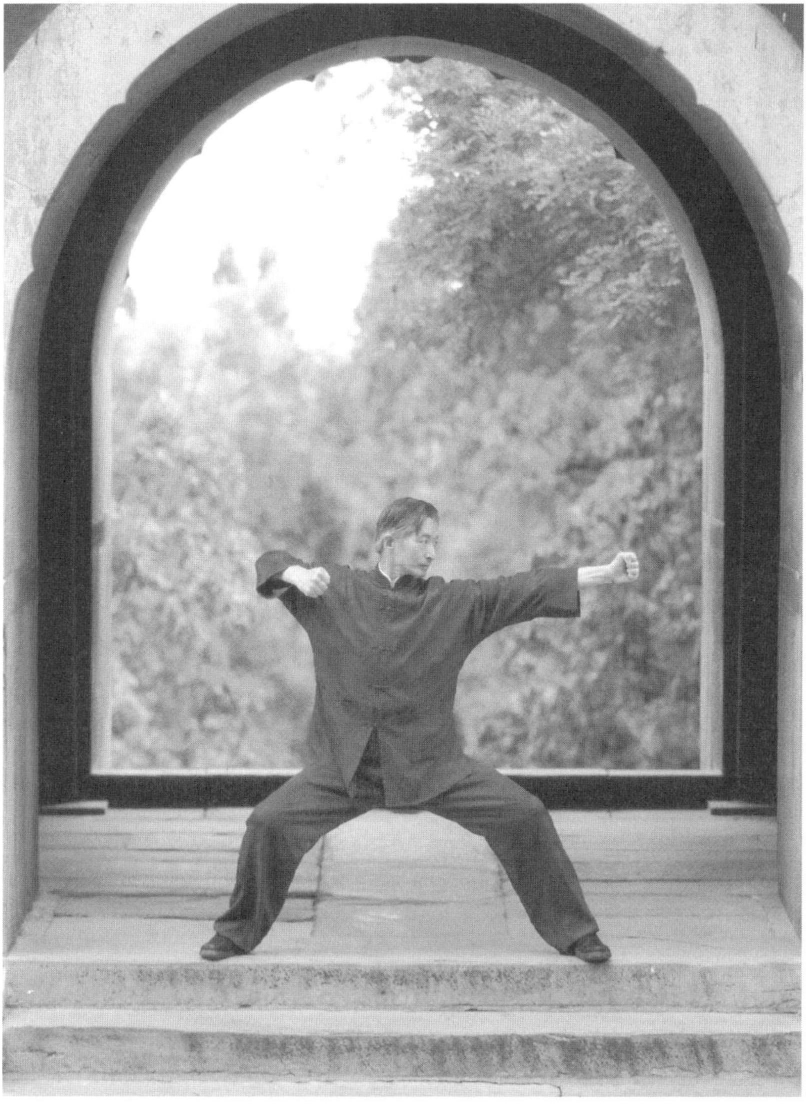

溝通有技巧，共同致妙道

以前有一個老闆來找我，他說員工老是散散的，沒有向心力，請我去幫他改改風水，看能不能把員工的力量凝聚起來。

我首先建議他從「人為」方面去注意「水火交融」。怎麼說呢？就是老闆要跟員工達到「水火交融」的境界。怎麼做到呢？就是老闆要經常與員工溝通，跟員工推心置腹，不可有隱私，如此才能夠帶得動人。有些老闆不習慣這種感覺，他老覺得自己高高在上，不太跟員工打成一片，偶爾跟員工開會也是蠻嚴肅的，沒有那種貼切的感覺。像這樣的工作關係，萬一公司發生什麼狀況，員工不會了解老闆的想法，也無從「同心」。

但是，如果老闆平時就經常與員工溝通，把自己的想法說給員工聽，不但能引發員工的向心力，說不定也能從話語中啓發人性，增長員工的智慧與能力。如果當老闆的成天擺架子，就怕員工了解他，那就不能怪員工不了解公司，也不了解老闆的心意了，因為老闆自己並沒有跟員工好好的溝通過。

人與人之間必然要溝通。能溝通的時候，就要盡情的溝通，目的是共同致於妙道。溝通的時候，要有耐心、幽默感、智慧，一切就事論事，不要激情用事，如此則身心無咎，才能循「一通」而漸入「百通」。但是，有時我們與人溝通一次、兩次、三次，發現對方仍然無法理解自己的想法，這時候，我們就要反躬自省，去探討問題出在哪裡——是不是自己溝通的方法不對，所以對方無法理解？是不是自己仍然存在一些固執之處，所以對方無法接受？是不是自己完全沒有從對方的角度考量，所以對方無法做到？

溝通就好比練習太極拳推手的道理，你來我往、禮尚往來，在圓潤中、在圓滑中下功夫，從中獲得學問。這是一種需要高度技巧的協調術。在你來我往的過程中，如果彼此之間產生了莫名其妙的私慾時，我想打倒你，你想打倒我，這過程就產生了無情無義，之後兩人就會產生碰撞，而碰撞就會有人受傷，甚至最後就兩敗俱傷了。所以，我們要隨時以最真誠的心境來處理問題，才有可能達到最佳的溝通效果。如果存著先入為主的念頭，或是強求對方同意的想法，心念不夠正，溝通就缺乏善意，自然也可能導致不善意的後果了。

溝通時要隨時三省吾身，第一、自己的想法是否能與實際的狀況配合？第二、自己內心深處的觀念到底是什麼？是否正確？第三、以自己個人的閱歷、意見、經驗去處理，是否能達到整體的理想？我們要隨時反省，認清自己的處境，看清事情的究竟，就事論事，盡情的把所有自我矛盾、衝突的心態拋開，以最就事論事的方法去進行溝通，不要產生一些莫名其妙的念頭，因為一旦自己莫名其妙，當然想不透對方，更不用談尋得事情的究竟了。

溝通時，盡情的把自己的感覺講出來，讓對方了解。但是如果該做的都做了，對方仍然不能溝通，那就最好不要溝通，因為強通無法入道，若一味的強求「百通」，到最後連「一通」也不可能了，這時候要懂得即時放下的藝術。在某些狀況下，即使明知對方會做錯，仍然保持如如不動，在一旁默默的看著對方犯錯，但是以慈悲的胸懷護持著對方，這又是另一種境界了！

心懷悲憫，尊重到底，好人做盡

有個學生在銀行上班。有一次，他和一位女同事在公事上起了爭執，鬧得不太愉快。後來的好多天，那位女同事都對他擺一張臭臉，兩人迎面碰上，她也視若無睹。第一天，他主動跟那位女同事打招呼，對方沒有回應，他一笑置之。第二天，他再度跟女同事打招呼，對方還是沒有回應，他心裡開始犯嘀咕。到了第三天，他開始考慮是不是以其人之道還治其人之身，也來個相應不理算了。

這時他跑來問我該怎麼辦，我告訴他：「你還是要繼續打招呼，這就是尊重。」釋迦牟尼佛曾經說過一句話，大家可能都聽過：「天上地下唯我獨尊。」這句話的意思是什麼呢？我的解釋跟一般人不太一樣。所謂「天上地下唯我獨尊」就是別人尊重你，你就尊重別人；

別人不尊重你，你還是尊重別人，不受影響，永遠秉持著悲憫的心境。這天地之間法則皆是如此，我們要尊重萬事萬物，尊重每一個人，尊重每一件事情，尊重每一棵花草，尊重每一隻小貓小狗，無事不尊，這就是「唯我獨尊」的道理。

心懷悲憫，人才不會留存恨。仇恨會讓人在同一個地方打轉，永遠走不出去；心懷悲憫，一定能夠尊重他人，則天下沒有不可相處之人。不少人有過這樣的經驗，就是拚命的對某個人好，對方卻不領情，對你不假辭色，於是你氣壞了，決定也要對對方壞，但本性又實在不是個壞人，想壞也壞不起來，但是原來的那個「好」卻已經停止運作了，這就叫做「為德不卒」！如果真有本事，就對對方再好一點，好到讓對方感動，或者是讓自己感動，覺得自己真不愧是個道道地地的「好人」。

我自己小時候由於體型較小，常被同學欺負。有時候莫名其妙被同學打一頓，這時我是覺得自己好笨，但並不會怨懟同學的對待。長大了有幾次被朋友詐騙錢財，也是覺得自己好笨，沒想責怪對方無義。這個世界本來就有「壞人」，壞人有壞人的作用。

很多人都不願意跟所謂的「壞人」打交道，可是不主動往來還說得過去，但對方主動來接近你的時候該怎麼辦呢？我們可不能只是應付應付，因為那就不真誠了，而且，說不定因為你的不真誠，對方不但沒有改好，反而變得更壞，那豈不是因你之過？上天給好人機會，也給壞人機會。壞人的作用，就是在考驗好人到底是不是真的夠好。

我們要檢視自己是否是一個禁得起考驗的好人，那就有三個原則：

一、壞人做壞事，自己是否不受影響，絕對不使壞？

二、壞人壞事做盡，自己是否好事做絕？

三、壞人尚未遭劫，自己是否已經變節？

人常在善惡之間徘徊，很少有絕對的善，或是絕對的惡，都是以「利」為取向。當善對自己有利的時候，便擇善而從之；當惡對自己有利的時候，便向惡投靠而去。而且，如果我們覺得為惡沒有惡報的時候，那個善的念頭也就不太起勁了。

人性就是如此，既卑微又計較。如果不經常檢視自己，行為發生偏差也無法自覺，那麼，充其量，我們也只能是一個壞不起來的、似是而非的好人罷了。若想當個真正的好人，就要有把好事做盡的心境，讓自己好得徹底！大家加油吧。

各守本分，互補其短——合作的最高法則

現在經濟不景氣，很多人找不到工作，可是也有很多老闆跟我說，他們花錢還請不到員工，不知道到底是怎麼回事？他們看我學生很多，而且人才濟濟，就問我：「李師父，為什麼有這麼多人願意義務來幫你做事情呢？這其中的道理在哪裡？」於是我就跟他們講五行八卦的道理。

五行是什麼呢？這個世界就是由五行所形成。這五行——木火土金水——各管各的，互不搭軋，但正是因為各自有各自的天地，所以各自形成了不同的性質，各自有不同的發展。當發展到最高境地的時候，彼此之間形成一種莫名的互動關係，便由錯綜複雜而萬取一收，化整為零，力量歸一了。

八卦的道理又是什麼呢？任何一個人，一件事情，一項事物，都有八個條件，八個角度，八個不同的方向，以及八個所謂相反跟相對的效果，這就是八卦。我們要從八卦來考量所有的人事物，才能面面俱到。

說穿了，這就是如何製造團隊精神的道理。有一回我跟學生到戶外去，看到地上一群螞蟻正在搬運糧食。旁邊一個學生就說：「你看螞蟻牠們多合作。如果人也那麼合作的話該多好！」於是學生就問我，「為什麼螞蟻那麼合作呢？」螞蟻合作的原因是什麼？就是他們根本不懂合作，所以特別合作！道理就是這麼簡單。我一出生就是士，我就做好士的工作；我一出生就是農，我就好好的做農；我是工，我就盡情扮演工的角色；我是商，我就努力發揮我的商。大家在各自的本分上下功夫，誰也不做他想，自然不會有貪婪。各如其事，各守本分，所以無所謂合作，但從外觀來看卻比誰都合作。

但是當人沒有了本分，便無法各如其事、各守本分，不可能有持續性。像現在日本人，還秉持著中國的老文化，士農工商分得很清楚，但是社會上對於各行各業的尊重相提並論，既尊重士，也重視農，既看重工，也喜愛商，所以形成一個同等待遇，不會士永遠高高在上，農永遠低低在下。所以儘管個人處於不同職位，但同屬一個水平，所以木火土金水，各自發展，但是到最後就合而為一了。

至於八卦的道理如何應用在這裡呢？這就要有「胡說八道」的心理才行。「胡說八道」是什麼？就是胡適博士講的，所有的事情都有八個道理。乾三連，就一定有個與之相對的坤六斷。二者若是背道而馳，自然形成相反；但是如果互相合作，就剛好取長補短。乾三連，有其太過；坤六斷有其不足，當二者合作，則一個補其不足之處，一個補其太過之處，不足與太過加在一起，就剛好形成中庸之道。在人情事物上面必須去探討這個問題，才能發掘問題，解決問題。

我們必須先建立一個觀念，那就是要盡其所能的去幫助別人。當面對任何問題的時候，要集思廣益，大家一起動腦筋。動什麼腦筋？

動如何讓問題變得更好、更完美、更統一的腦筋。當別人有見解的時候，我們要去順著他，真正達到順的境界時，才知道是真順還是假順。當自己有見解的時候，一定要謙卑的提出來。當別人已經盡力了，不管做得好不好，一定要勉勵對方。有些人不懂得這一點，看到人家明明做得挺不錯，卻還要拐彎抹角地去諷刺人家；看到人家稍微有點小毛病，就拚命地挑毛病；萬一人家一個不小心沒做好，更是逮到機會大罵一場，簡直好像對方犯了滔天大罪一般。像這樣的心胸，是不容易與人協調合作的。

我們要在別人盡力的時候就勉勵他，不要等到人家做成功了才勉勵。而別人犯錯的時候，既然已經犯了，就要惕勵他，請他下次注意，不要再犯錯，要好好努力；不需要多加責備，要放手讓他去做。這才是推己及人、己立立人、己達達人的領導胸懷。

如果別人不合，我們要懂得去化解，不要再增加不合。是非止於智者，我們要用圓融的方式，把大家的氣氛緩和一下、幽默一下、歸納一下。如果人家與我們發生衝突，我們要儘可能的解釋清楚。當時不能解，就退一步，虛懷若谷，當成是一種學習。

對方無法接受的時候，就保持沉默。當別人在做事的時候，我們就盡量配合。當別人不做事的時候，我們就自己去做。如果別人不做事，我們也不做事，只是在旁邊說風涼話，不但沒有用，說不定回過頭來還找罵挨。凡事不要太顧慮小節，講觀念就可以了。能行動的時候就去行動，不能行動的時候，可以從旁呵護，有形無形地幫助對方，在精神領域上給予對方支持。

處理天下所有的事情，都離不開上面這些法則。很多事情只要觀念帶到，按部就班來，每個人都會有所突破。依循這些法則，就能無往不利，做什麼就什麼成功，做什麼就什麼發達，不會有任何的不自在或罣礙。

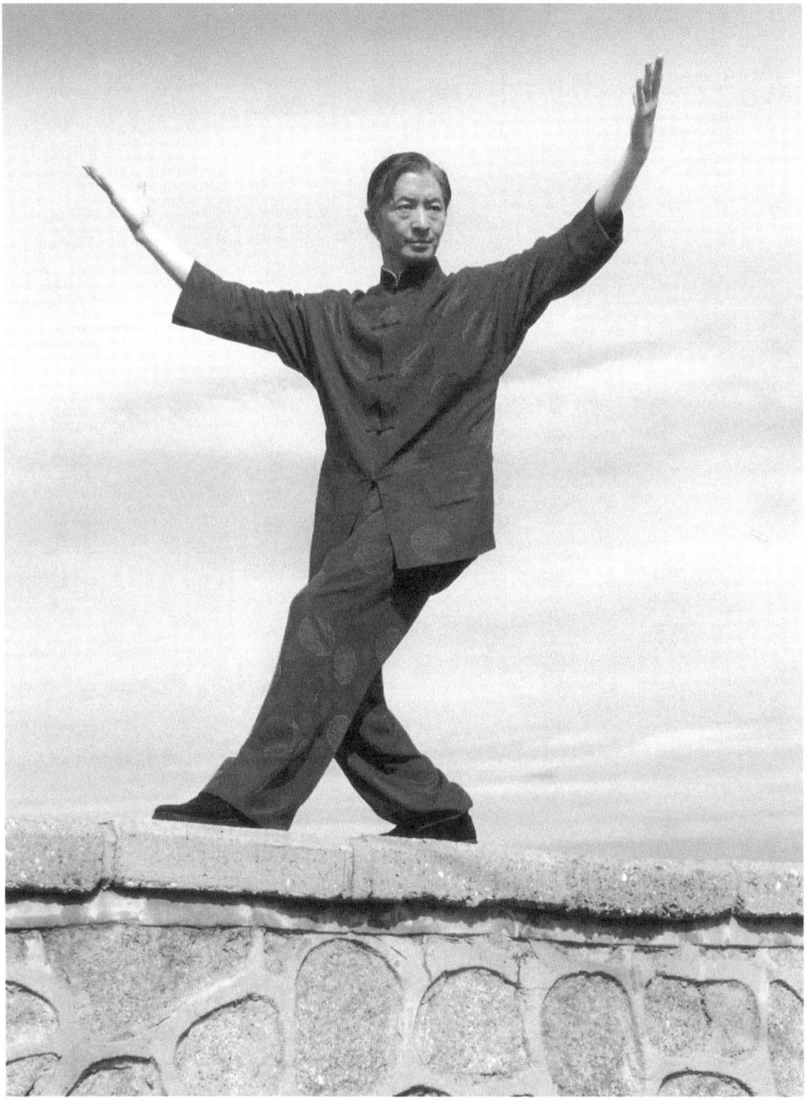

協調談判的高度技巧——順、轉、和

有一次，一個做編輯的學生氣呼呼的跑來跟我訴苦，她說跟她配合的美編罷工了。我一問之下，原來是美編已經全部都編完了，才有人想到，萬一有年紀大的讀者或是小朋友要看這本書，字體可能稍微小了一點，所以希望美編能把字體放大。可是對美編來講，這不只是字體放大的問題，而是所有的版面都要調動，等於重新編排一本書一樣，所以當場變臉，不願意做，結果雙方不歡而散。

人與人之間的溝通、談判、協調，最重要的是要達到契合的感覺。首先，我們不管好歹，一定要先「順」著對方。如果是好，順著對方，對方會覺得你有接收到他的話語，這樣才不會產生後患，不會發生之後的反駁現象。如果感覺對方的意見沒有那麼好，甚至還難以接受，還是得先順著，如此才能讓對方覺得你有聽進去，不會讓他覺得你是為反對而反對。先順著對方，再來「轉」，也就是轉換。

第一種情形是不管怎麼轉，最後還是順著他；第二種情形是轉到最後，一部份順著他，一部份順著自己；還有一種是轉到最後，通通都沒有順著他，但讓對方感受到你與他已經融會貫通，合為一體。不管如何的轉，到最後要讓人家覺得舒服，這才有可能達到「和」的境地，和就是皆大歡喜。我們常說「以和為貴」，和者，合也，因和而合。兩方要想「合」就必須要「和」，因為「和」所以才能夠「合而為一」。「順」、「轉」、「和」就是要從這裡下功夫。

順、轉、和是一種談判技巧，也是一種溝通藝術，更是商場上應對的法則，甚至是戰場上與敵對陣的高度方法。天下的事情都有原則性，只要大原則掌握住，小問題就可以順變。就像前面這位編輯如果能夠把觀念跟美編講清楚，讓對方了解字體的更改是為了方便年長與年幼的讀者，讓對方知道真正的意義在哪裡。如果美編當場說不行，太麻煩了，也沒關係，就順著來，還是把觀念傳達到，最後再請美編自己回去衡量斟酌。也許美編回過頭真的自己看一看，會覺得你講得有道理，字體真是太小了，他會去動腦筋，衡量可以做些什麼樣的更動，不用太費力，也還是皆大歡喜。但是如果美編一說不行，你就跟他拗起來，他的精神會用在跟你唱反調，就不會用在如何把事情做得更圓滿上面了。到這個地步，那不是美編不聰明，而是自己不夠聰明了。

那麼，有些人就會說了：「如果反過來講，我是下屬，可是我的意見真的跟老闆不一樣，老闆主觀意識又很強，要怎麼辦？都順著老闆，不是太沒有主見了嗎？」不管什麼處境，還是要順，尤其對老闆更是不順不行。當你有見地的時候，一定要表現謙卑，甚至有時候不用話語，而要用上書的方法向老闆建言。古人就是如此，像孔明、東方朔、蘇東坡，這些才子皆是如此。

何謂順？何謂孝？何謂和？我們一定要掌握。無論對長輩、對父母、對國君都千萬要注意順的道理。沒有意見的時候順著他，不要吭氣；有意見的時候，要卑躬屈膝、和和氣氣，秉持著這樣的態度和心理提出自己的意見，對方能採納就採納，不能採納沒關係，下次再說，千萬不能跟在上位者有衝突與爭辯，這就是中國人所講的禮儀與尊卑觀。這兩種感覺如果不能掌握，天下就大亂了。

還有人會說：「即使老闆是笨蛋，我也要順嗎？」沒錯！通常我們還是要順，但是順一、順二、順三，發現這個老闆實在笨，自己所要面臨的考驗實在太大了，就只剩下一條路可以走——離開這個老闆，但是千萬不要衝突。因為老闆就是老闆，尊卑觀一定要有。跟老闆發生衝突絕對沒有好結果，就算事情是照自己的方法走了，但是不順心，路會走得崎嶇坎坷。我們常聽人說：凡事七分天理，三分人情。這個所謂的天理是什麼？「但求順心」就是一種天理。

很多人就是因為沒有掌握住順、轉、和的道理，才會發生衝突。順、轉、和雖說是一種巧妙，也是對人的禮節和真誠。因為我們首先要把「順」放在前面，然後才「轉」。只要雙方在大觀念上相同，即使殊途也會同歸。每個人有每個人的意見是人之常情，意見不同的時候要看著辦，先求順心，把歧見擺在一旁，也許以後再做的時候再把意見提出來，或是暫時分道揚鑣自己做，都沒有關係。最重要的是沉住了氣，不求順事，而先求順心。

因為事不順又不順心，事情永遠不順；若事順但不順心，最後事情還是不會順。所以我們不如先求順心，讓彼此的默契越來越好，到最後事事圓轉順利、不傷和氣。

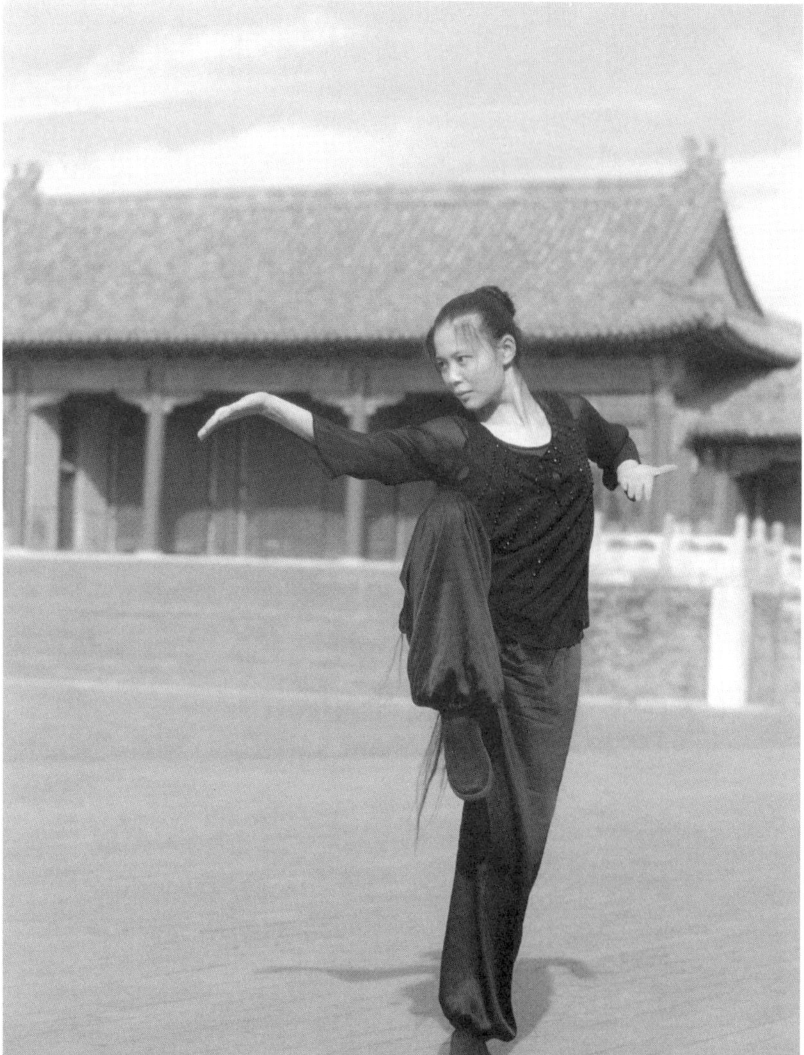

成功的領導人——五心查照

不久前，一個由中小企業人士組成的團請我去演講。我問在座的大老闆們，有沒有人覺得自己的事業做得愈大愈輕鬆的？結果每個人都搖頭嘆息，大家都說事業愈大，壓力也愈大。這讓我想到一個故事。

美國有一個大企業家，他在世界各國都有分公司，但是在一些小酒吧、小餐館裡卻常常可以見到他悠哉的跟人吃飯、聊天、玩樂。於是有人就問他：「你這麼忙，為什麼還可以做這些事情呢？」結果他就說：「只要你想做的事情，你就做得到。」這個大企業家講得一點也沒有錯。

很多人之所以做不到某些事情，只是為自己找很多理由罷了。事實上，你的心量有多大，你就可以做多大。但是很多人心量不夠，當他們事業擴大了之後，表面上雖然可以擺出大老闆的樣子，內心裡卻沒有舒適感或是穩定感，反而感覺壓力愈來愈大。主要的原因就是沒有在自己的領導本質上面下功夫。

想要當一位領導者，必須具備「五心查照」的格。

第一是德操：要建立起自己的原則與規矩，秉持而行。

第二是武略：所有的進退、行止要懂得運用靈活的策略。

第三是信念：對自己的下屬要有信心，不能打擊下屬，否則會牽扯報復。要做到即使下屬犯錯，也能不太在乎。

第四是堅強：要強化自己，以堅定自己的信念。所以要時時充實自己，真才實學，才能成為自己堅強的依據。

第五是柔順：要永遠順著別人，就像一隻燕子在空中飛翔時要順著空氣而走，尋找空隙，趁虛而入，所以要盡量的從柔化、柔順當中找到事情的契機。

以前我認識一個人，名字非常特別，一問之下，原來他的父親當初替他命名的時候就寄予厚望，所以請了算命師特別算了筆劃。照算，他的名字具有十足的領導格，將來是可以當總統的，但是直到今天這人還沒有當上總統，不知道到底流落何方了。有些人天生具有領導格，但並不表示這些人將來一定能夠成為好的領導者，因為如果沒有下功夫，領導格還是出不來。

一個人的風格，必須和前面所提的「五心」結合。不講究德，德神不會照顧你；不講究武，武神不會照顧你；無信，則信神遠去；不堅定，則強神遠去；不懂得順天應人，則柔神遠去。所以即使是個具有領導格的人，也必須在「五心」上下功夫，才能五行具備，把領導的格啟發出來。

一個人的事業做大了之後，應該愈來愈知道自己要做什麼，這才是坐大的理由和坐大的方式，也才有可能愈來愈覺得沒有壓力。若是一個人事業愈大反而愈覺得有壓力，那表示一開始的方式可能就錯了。比方說，很多人不是在「熟」上面下功夫，而是在「巧」上面下功夫，所以坐大之後，並不是愈熟練，所以生不出巧妙的感覺。

古人說「守正持經，權宜應變」的道理就在這裡。「守正持經」就是在過程中一定要小心謹慎，維持大方向的不變，絕不偏離初衷；「權宜應變」就是當自己到達熟能生巧的境界之後，小節就可以不拘，可以斟酌狀況彈性調整。但是很多人沒有注意到「熟」才能「生巧」的道理，一開始就在取巧上面下功夫，所以本質並沒有提升，反而因為太急進，有一天就得要停下來，而且只要一停，就有非急不可的時候了。

像一些做生意的人，沒有本錢的時候，到處去借錢擴張事業，壓力當然很大；沒有能力的時候，廣告就已經做得很大，於是事情一來，壓力也就大了。這都是因為本質還沒有鍛鍊到精準的地步，就開始鋪張，於是當擴大到某種程度時就不勝負荷了。所以，很多生意人就在大與不大之間、為與不為之間反反覆覆，停滯不前，而且還愈來愈累。事實上，只要我們每跨一步都很穩，而且不急不停，跨到一千步的時候還是那麼穩，跨到一萬步的時候還是那麼自在，那麼當我們偶然回過頭看看的時候，會發現自己原來已經走了一萬步了啊！

好的領導人除了要具備「五心查照」的格之外，還要有幽默感、絕對的自信、平均發展的外表，與至中至和的內在。因為有幽默感才能處理臨時突發的狀況；有絕對的自信才能服人，帶得動下屬；有平均發展的外表就是要在平等、平常上面下功夫；有至中至和的內在就是要維持穩定的步調處理人事物；當然更重要的，還要有兼善天下的胸懷和心境，不忌妒屬下的才華，要盡力幫助他們提昇。大家一起精益求精，熟能生巧，把每個人的領導格都鍛鍊出來，這才能算是一個真正成功的領導人！

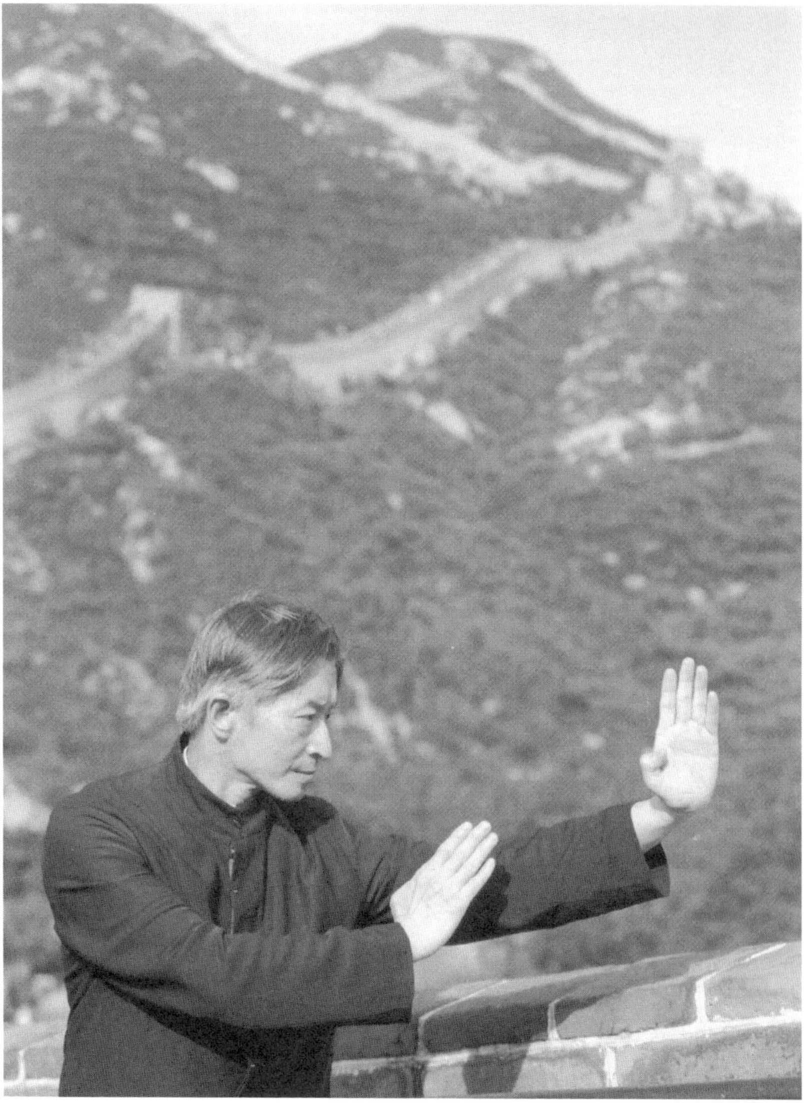

自信通神——理通、氣通、象通

有一次我到一家出版社去演講，一開場我就跟大家說：「我看各位都很面善啊！」中國人講「面善」很有意思，它是個雙關語：一個就是看起來挺面熟的，似曾相識；一個就是一看「欸，這個人很善良！」看到善良的人，我們自然會多看兩眼，多看兩眼，自然一回生、二回熟，所以就覺得「面善」了。如此一解釋，台下大小編輯們都笑得很開心。再往下一看，大家都變得更「面善」了。

每個人的面相跟個人所累積的「業」有很大的關係。有一次我聽唱盤時產生了一個領悟。我發現這個天地宇宙就如同一個大唱盤，上面記錄了人類所累積的「業」，有善業，也有惡業。我們每個人也有一個屬於自己的大唱盤，我們所有的「業」——思維、話語的一點一滴，都已經輸入在唱盤裡。想要唱盤放出來的聲音悅耳，那就非得留意輸入東西的品質。

所以我們必須不斷的鍛鍊。鍛鍊什麼呢？鍛鍊「自信通神」！「自信通神」就是要不斷讓自己覺悟，讓自己覺醒，千萬不要迷信。不要迷信你的工作、不要迷信你的家庭、不要迷信你的國家。人生愈是往迷信走，愈是有阻礙；愈是往自信上走，愈是無礙。我們在任何一個崗位，在當下，一定要覺悟，要覺醒。所有的一切都要經過「理通」、「氣通」、「象通」這三通，從「理」、「氣」、「象」去著手。

「理通」講的就是我們心境上的突破。觀念通了，道理懂了就是「理通」，所作所為皆能依循真理而行。這個「理」不是公說公有理，婆說婆有理的那個理，而是真正的道理。

「氣通」就是在呼吸上面下功夫，養成腹式呼吸的習慣，讓息息歸根。息息歸根就能沉住了氣，即使在最繁忙、最彆扭的時候都能一心不亂。一般沒有經過鍛鍊的人，呼吸都在橫膈膜以上，所以遇到事情的時候都不能沉住氣，也缺乏耐力，於是用的就是心力，用到最後，就心力交瘁了。氣如果沒辦法沉下去，一切都免談，到最後身體一定會搞壞。就像很多人工作做著做著，突然眼睛一花，就昏死過去了。所以呼吸非常重要，透過呼吸的作用打通全身氣脈，補充元氣，讓身體漸漸好起來，到達「氣通」的境界。

「象通」就是我們這個有形有相的身體要完全通達，也就是全身的氣脈都通了，才會感覺身體健康，全身都穩定愉快。

理、氣、象要三通並進。當全身氣脈都通了，身體健康起來，全身都通的時候，就不會有健忘症、老人癡呆症等等這些老化的現象，這時候也才能真正達到「理通」的現象。一個人老是健忘就不是理通，一個人只是死背書記性好也不算是理通，真正的「理通」是抓住了真理。當你抓住了真理，所有的枝微末節都可以不去管它了。就像一棵樹，如果我們只是美化、修剪樹的上面，不去管樹根，根爛了怎麼辦？但是只要抓住根，上面就什麼都有了。這個根，就是所謂的

「理通」現象。

從理、氣、象要進入「自信通神」的境界，也就是至高無上的「靈」的境界。「自信通神」就是真正的「通靈」。這個「通靈」可不是我們一般所講的通靈——雞同鴨講一番之後，自己做了什麼都不知道，這種是迷信的現象，不算是「理通」的境界。真正的理通是遇到問題時，馬上產生直觀，所有的靈覺都從直觀而來，不是拚命思考而得到的。直觀就是直接了當，直指迷津，直斷無礙。很多人一生中都在拐彎抹角的走路，拐到後來好像走入了迷魂陣，不知道自己在幹什麼。人生的道理很簡單，行人要走人行道，車子要走車道，捷運要走軌道，各有各的道，不能亂走一通。人生該走哪個道，心裡要明白，這就是「理通」的境界。

有些人學問很高，但是身體很差，英年早逝；有些人身體很強壯，但是非常可惡，壞事做盡。這些人不是可憐就是可悲，總是這個通，那個就不通，永遠沒把理氣象三者結合起來。於是當你的心正要奮發的時候，你的身體卻意興闌珊；當你的心可以受用的時候，你的身體卻受不了了，非常可惜。所以大家要互相勉勵，把理氣象，身心息合而為一，真正達到三通的狀態，才能自信通神，不亂方寸。

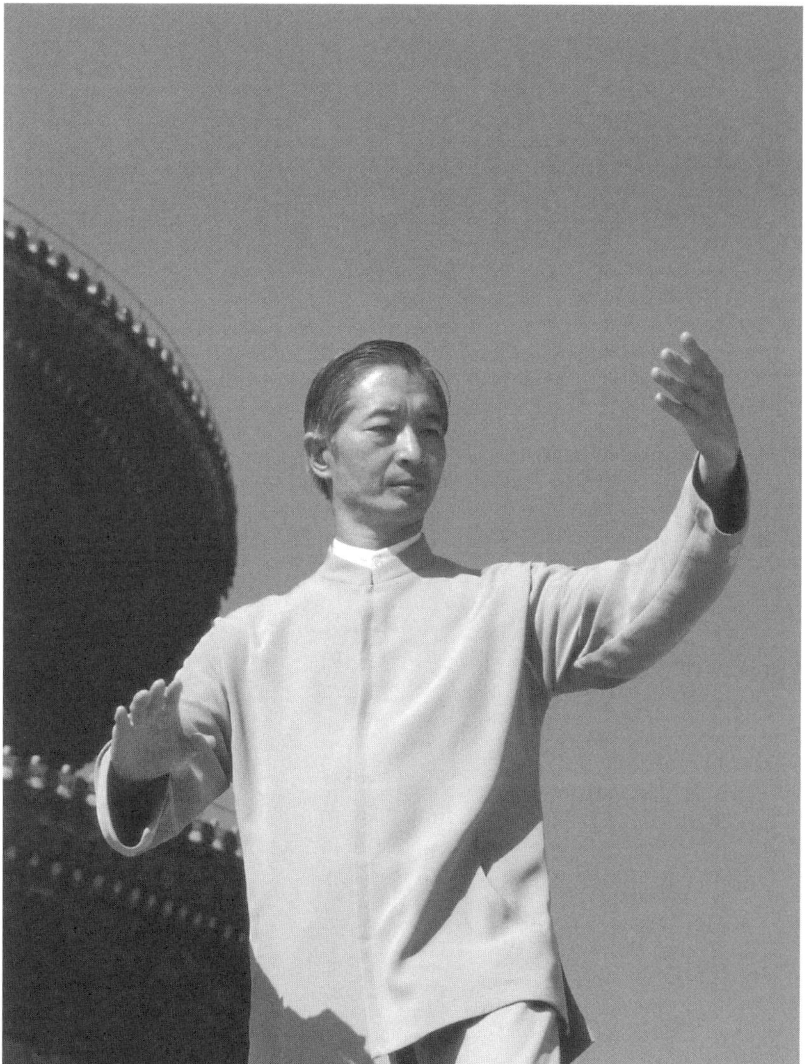

伯樂不識千里馬，問題還是在自己

以前在公家單位上班的時候，有位同事很喜歡發牢騷。他整天唉聲歎氣，抱怨自己的運氣不好，因為在每個工作崗位上他都努力表現，想讓上司滿意，可是卻始終沒有遇到賞識他的上司。

後來我離開公家單位，在民間教授氣功之後，也經常遇到很多人在說，尋求名師卻尋不到。可是我卻覺得尋求名師並不困難，因為你並不一定要去尋，名師自然會出現。為什麼呢？因為你自己要奠定自己本身要學什麼，要修什麼，要練什麼，以及是不是希望自己真的能夠上進，而不是在既得利益上下功夫。自己本身若是沒有到那個程度，一直希望別人知道自己的存在，是很難得到賞識的。因為明眼人只看你是否賢能，賢中要有能，能中要有賢。如果我們一心只是想滿足別人，所作所為可能都已經違反自然的道理了。當自己不是千里馬的時候，怎能怪伯樂不出現呢？

我們不要在「滿足別人」上面下功夫，而要在「滿足道」上用心。「道」是什麼呢？從「道」這個字的形上，我們就可以探知其義：

右上方的兩撇「丷」就是「陰陽」。有句話說：「孤陰不生、孤陽不長。」天地萬物皆有陰陽，如何順著陰陽走，是非常重要的。不管我們講進退、左右、上下、剛柔、男女等等，這些都是「陰陽」，萬事萬物若沒有陰陽，所有的東西都無法形成。「陰陽」就是「協調」，大自然的運轉說穿了，就是這「協調」的功夫；而我們個人在身心修為上，也就是鍛鍊這協調的功夫，學習「順其自然」，與自己協調，也與別人協調。

兩撇「丷」下面的一橫「一」代表著歸一。天地萬物皆從一開始，一生二，二生三，三生萬物成；但是由一而多，多到最後還是歸於一，這就是自然的道理。就像我們每個人，剛出生的時候是一張白紙，從「一」開始，然後學習各種知識、技術、人情世故等等，逐漸成熟、複雜，到了非常複雜時，如果我們無法將之歸納，只能停留在複雜裡，那就天下大亂了！如何化繁為簡，靠的就是智慧與修煉。可是許多人不但不懂得歸納，還常常把一件很簡單的事情弄得很複雜，來表示自己懂得多，什麼都會，什麼都行；其實，把簡單的東西複雜化是學問，但是把複雜的東西簡單化，則是智慧了！

兩撇「丷」和一橫「一」的下面是個「自」。「自」，是自己、自主、自修、自然。任何事情，都要靠自己，尤其在身心修為上更是不假外求。儘管許多人喜歡走旁門左道，希望藉由旁人的力量來加強自己的功力，但是歸根究底還是要自修——師父領進門，修行在個人！

兩撇一橫再加上「自」，合起來就是個「首」字，「首」就是「腦」。什麼意思呢？我們學習任何事物，最根本要鍛鍊的就是我們的腦，也就是我們的思想領域。如何讓大小腦始終陰陽協調，需要下一些功夫。很多人會說、會寫，但不會運動；也有很多人運動很行，一讀書就發暈了，這都是因為大小腦不平衡的緣故。如何讓它們維持平衡，需要經過鍛鍊，練氣功就是其中的一個方法，氣功可以讓我們藉由外形的鍛鍊來達到身心靈的平衡與協調。

再看這個「道」字，從「走」字旁，也就是「行」的意思。可見「道」絕不是死的東西，它不但要「行」，而且還要配合陰陽協調，從「一」開始，一生萬一，最後還要歸於一。

我們人生的一切，都應該在「道」上訴求，而不該在「人」上訴求。人情世故本來就很複雜，如果我們做任何事情只是為了滿足人，要滿足到什麼時候呢？最後不但會違背自然，人也還是不可能滿足的。一個真正智慧的人要去滿足天、滿足地、滿足大道，一切順著自然的法則而行，到最後，與環境協調圓滿，與別人協調圓滿，與自己也協調圓滿，自然就心想事成。到時候，求賢求能的伯樂，不必自己去求，就會主動出現了！

生活就是修行場

曾經有個學生很久沒來上課，我問他在忙些什麼，他嘆口氣說：「唉，師父，你不知道我們上班族的痛苦啊！每天工作忙得要死，老闆整天盯著要成果，回到家裡老婆孩子也不讓我閒著，好不容易放了假，又為了到底是應該回我的爸媽家，還是老婆的爸媽家，每次都鬧得不愉快。忙來忙去的，哪有時間好好修。等到將來有一天，我可以通通不用管這些事情了，我就要去找一個清靜的寺廟，當個和尚，好好的修一修。」

我碰過很多人有這樣的想法，總覺得修行必須丟掉所有身邊的人事，找一個僻靜所在，才能開始修。而更多人則是覺得人生苦不堪言的時候，就拚命地想找地方躲起來，以逃避所有人世間的麻煩事情，覺得這樣才能得到解脫。

一般人對於修行的看法也是認為，只有躲在沒有人煙的深山裡，刻苦耐勞，才叫做修行。過去的農業社會或許可以容許一個人拋下身邊所有的一切，到一個僻靜所在去「苦其心智、勞其筋骨」地真修實練一番。但是現在已經不是農業社會，大部份人都必須投入經濟生產的工作行列裡，修行的觀念也要有所改變。

記得有一回，我帶著幾個學生走在路上，看到一位和尚拿著一個缽站在夜市的人潮裡，頭低低的，一動也不動的無視於往來人潮，缽裡零星的放著幾個銅板兒。這時，有學生問我：「師父，和尚托缽化緣算是一種苦行嗎？是不是只有苦行才算在修行？」

其實，修行不一定是苦行。像這個和尚這樣，拿著一個缽子，呆呆地站在夜市的人潮裡，無視於身旁周遭的芸芸眾生，這也不算是苦行！從前和尚托缽化緣並不是這個樣子。在過去，化緣的確是苦行。因為從前的和尚都是已經受過各種訓練，有的會說法、有的會講經、有的會調治、有的會武術，各自有專精之後，才放諸四海去化緣的。他們化緣都是透過與人的接觸、互動來考驗自己，也許今天碰到人家用掃把驅逐你，也許明天碰到惡狗來撲咬你，也許後天碰到好心人請你吃頓素齋。

所有的人、所有的家庭都是自己的老師，這才能稱之為苦行僧。而當年，釋迦牟尼佛離家到山裡苦行，那又是另當別論，因為他出身皇室，在人間化緣只會造成民間的困擾，因此他只得躲在深山裡苦行。對於「苦行」二字，不同的時代、不同的社會形態，都會產生不同的作法，不能一言以蔽之。

有些人以為，「苦行」就是要故意讓自己活得很艱苦，甚至發展出「朝山」這樣的儀式，以為這就是苦行。其實，「朝山」只是一種儀式，如果去「朝山」的人並沒有因為進行這項儀式而改變心智，朝了半天山，只是苦了身體，並不會有任何體悟。事實上，我們如果在個人的工作崗位上，能找到圓融的處事方法，這就是我們的苦行了。

像古時候的和尚化緣一樣，我們所碰到的每一個人、每一件事情，都是自己的老師。我們在每一個環境裡碰到的人情事物，在在都考驗著我們的心性，刺激我們不斷去反省、成長，如果我們能在一個環境裡接受考驗，最後到達如魚得水的境地，順其自然的換一個環境之後再慢慢磨練到如魚得水的境界，然後再繼續下去，最後自然水到渠成，功德圓滿。

下次如果碰到生活的難題，萌生「我真想跑到山上躲起來」、「我乾脆出家去，一了百了」類似的念頭時，就要仔細想一想。說實在的，躲有什麼用？躲到哪裡去？如果連苦行的比丘、比丘尼都能當，還有什麼事情不能做的呢？還有一些人，碰到生活有難關，動不動就想一死了之。如果連死都不足惜，還有什麼好怕的呢？

修行並不需要跑到什麼特別的所在去修，也不見得要剃頭、穿袈裟才能修，這俗世紅塵就是我們首先需要修行的地方。如果我們連身邊周圍的人事物都擺不平，躲在一個僻靜所在到底想修什麼呢？那只是逃避罷了！如果我們真的有當和尚、丟性命的決心，那麼以這樣的決心去面對生活，則所有的人、所有的事，都是我們修行的老師。修行必從當下開始，一切不假外求，從「心」出發，才是真正的大修行家！

養生篇

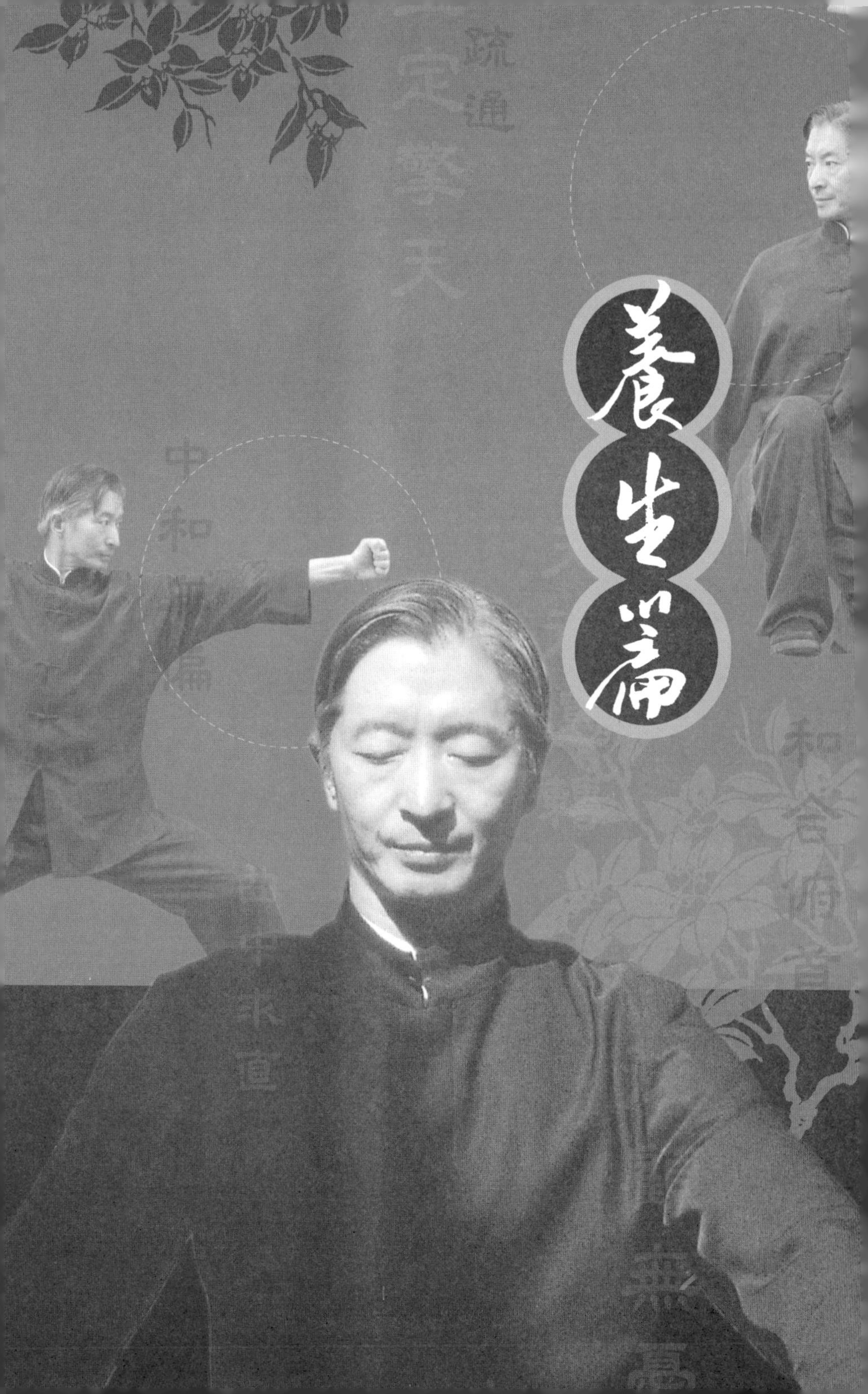

練功注意事項

時間

有時間就可以練習。對現代人來說，最佳的練功時間就是起床後和睡覺前。每天練舒服了再出門，回家後練舒服了再休息，久了以後，身心都很健康，每個人都成為大修養家。

練法

身形隨時保持中正，注意標準動作。

呼吸保持細、慢、長、勻。

盡量養成腹式呼吸的習慣。

身體要放鬆，心境要專一集中。

練功完

練功後應補充熱量及水分，但勿喝冷飲、冰品，最好喝溫開水。
若有流汗，最好馬上更換衣物，避免直接受風。

睡眠前後習最佳
休閒前後習聚氣
食前空腹習通氣
食後一時再練習
隨時抽空三五下
銜接能量勁無息

定靜安慮

有一次，我坐國光號從台北要到台中去。車子正要開動，突然一位老先生急急忙忙的衝上車子，喘得好像身後有十萬大軍追趕著他似的。司機先生等老先生坐穩了之後，緩緩把車開出。

車子駛上高速公路之後，這位老先生突然趨身向前，問司機先生這部車要開往哪裡。司機先生說：「往台中去！」這位老先生聽到司機的回答之後，突然緊張起來，一直說坐錯車了！坐錯車了！不停的叨叨唸唸說，明明別人告訴他就是這部車，怎麼還會坐錯車，明明看準了就是這部車，怎麼會錯呢？因為車子已經上了高速公路，司機也不可能中途停下來，老先生只能等到下一站才能下車。於是，老先生懊惱地坐在位子上，開始一路大聲唸著阿彌陀佛，好像這麼唸著可以彌補自己坐錯車的錯誤似的。整車的人就因為老先生這麼一路唸著阿彌陀佛，個個心揪成一團，也莫名其妙地為這位老先生焦慮起來。

其實，坐錯車就坐錯車，大不了下一站下車之後，再想辦法就是了。老先生的「阿彌陀佛」用在這個地方，實在是可憐，而阿彌陀佛被用在這種地方，阿彌陀佛也很可憐。

我們一般人行為處事，之所以產生焦慮，或是感覺有壓力，都是因為我們有一顆「執著的心」。我們執著於某些事物、或是某些念頭，不肯放掉，因此使得我們的身、心都變得僵硬起來。若想擺除壓力的困擾，首先要從「放鬆」做起。面對生活的各種壓力，先讓自己安靜下來，心安定了，才能看清處事的道理。以靜制動，對於外在的一切變化，才能應對自如。只有先讓自己空下來，守住精神和意志，再去思考、應對所有的人事，才能對事物的矛盾有正確的判斷。只要我們始終保持在靜觀狀態，就能安分，謹守自己本來所擁有的，一心不亂。如此，則動者恆動，靜者恆靜，終能進入空中生妙的境界。

定靜安慮功法

對治：焦慮、壓力、自律神經失調、情緒不穩、憂鬱症。

動作說明

1. 選擇軟硬適中的椅子坐下來，背部不要靠著椅背。如圖一。

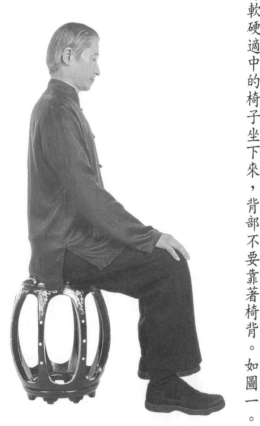

【圖一】

2.身體中正，眼睛輕閉，雙手放鬆置於大腿上。如圖二。

3.從頭到腳放輕鬆，調整呼吸，在吸吐之間讓自己穩定下來。

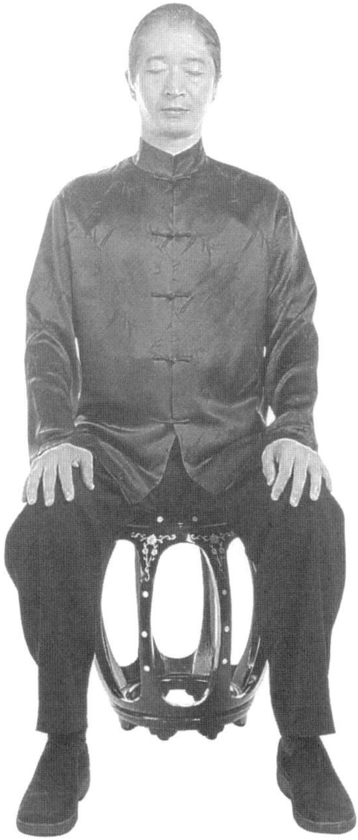

【圖二】

重點提示

●靜坐的用意在於將身心導引至完全放鬆的狀態，不要執著於一定要靜下來的念頭，這樣反而容易造成緊張。若會胡思亂想，則將意念放在呼吸上面，默數自己的呼吸數目，保持一心不亂。

●靜坐時最好選擇不受干擾的環境，若是在辦公室裡，隨時有電話鈴響，則要做好心裡暗示，如此在聽到電話鈴聲時，才不會受到驚嚇。可以接完電話繼續坐，千萬不要讓身心留置在受驚的狀態。

●一開始從五分鐘坐起，逐漸延長時間，坐到感覺舒服為止。

功效

「靜坐」可以讓身心穩定下來，紓解壓力，消除心情焦慮的感覺，同時可以提高意識，讓自己做起事情來專心集中，事半功倍。

養生食譜

米麵類的食物能平靜心火與肝火，有益精神穩定。

像是小麥，具有養心益腎的功效，可以增加細胞活力，加強記憶力，還能預防心臟血管方面的疾病，抵抗衰老。小麥研磨成粉，可以製作麵包、麵條食用。小麥芽打成汁飲用，有助改善體質。夏天喝碗小麥粥，更是止渴消煩熱！

另外，蕎麥富含蛋白質、脂肪、維生素，營養價值非常高，吃了可以耐飢抗寒，還能穩定情緒、清除腸胃積滯、整腸通便，對於慢性大腸炎患者有很大的幫助。蕎麥纖維質含量較多，做成麵條、饅頭、餃子皮，吃起來有特殊的口感，還可以開胃寬腸，增加氣力。

揣摩疏通

有個學生老喜歡東想西想。想要喝水，拿起杯子卻又想到是不是該先吃點餅乾再喝水呢？於是放下杯子，伸手拿起餅乾，這時卻又想還是等一下再吃餅乾，先把桌子收一收好了。等到放下餅乾，打算收拾桌子的時候，又想了，還是先喝水才對，不然收拾桌子的時候打翻了水不就白收了嗎。這麼一動念，立刻又想到，那餅乾也得先吃才行，不然桌子收好了，吃餅乾掉了屑屑，不是又弄髒了桌子嗎？沒錯，不能先收桌子，但是到底應該先喝水，還是先吃餅乾呢？

做任何事情，哪裡需要想那麼多！念頭既然來了，不要去想要不要做，只要想該怎麼做就行了。想喝水，那就仔細的想想該怎麼喝，等這件事情做完了，想吃餅乾，那就認認真真的想想：怎樣好好的吃餅乾。等餅乾吃了，想收拾桌子，那就規規矩矩的想想怎麼收拾桌子。一切按部就班，想到哪做到哪。神要專一，腦袋才會清楚，與神打成一片；神不專一，思緒雜亂渾沌，便容易招惹魔的力量了。

人的很多毛病都是心裡想出來的，心胸狹隘，就容易緊張，長期處於緊張狀態，血液循環減慢、身體代謝減緩、手腳僵硬、胃也就消化不良了。所以治病先治「心」，讓心胸開闊，自然百病不侵。

摩擦就是一個放鬆身心非常有效的方法，它算是養生法中最普通、但也最方便的方法。透過自己的雙手，除了背部較難搆到的地方之外，沒有不能摩擦的地方。摩擦的另一個好處是使身體靈活。好比從冷凍庫裡拿出一塊凍豆腐，放在解凍盤先解凍，豆腐才會鬆軟好處理。摩擦就是經由雙手，將熱與氣從皮膚一直滲進肌肉，讓氣血循環順暢。所以平日只要感覺痠、痛或僵硬、冰冷的部位，先摩擦個數分鐘再做其他工作，一定感覺更舒暢。

揣摩疏通功法

對治：緊張、胃潰瘍、氣血不順、內分泌失調、怕冷。

動作說明

1.身形穩坐，保持中正，自然放鬆，呼吸調勻。如圖一。

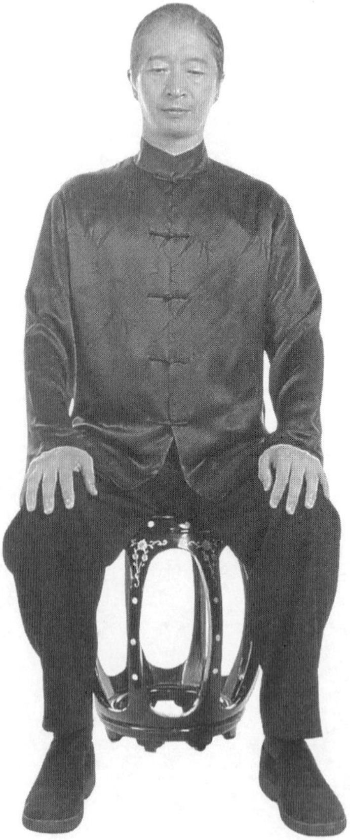

【圖一】

2.先將雙手手心摩擦生熱。如圖二。

3.雙手輕敷於面部，滿滿吸一口氣，把熱與氣往裡吸。如圖三。

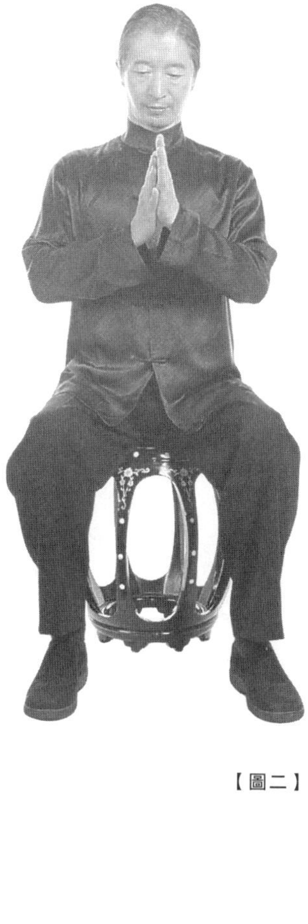

【圖二】

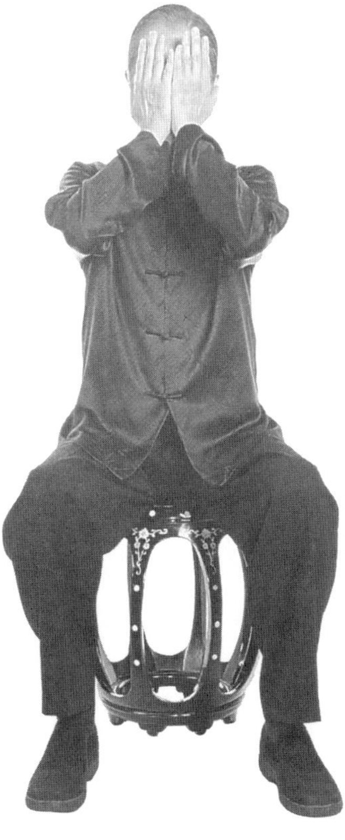

【圖三】

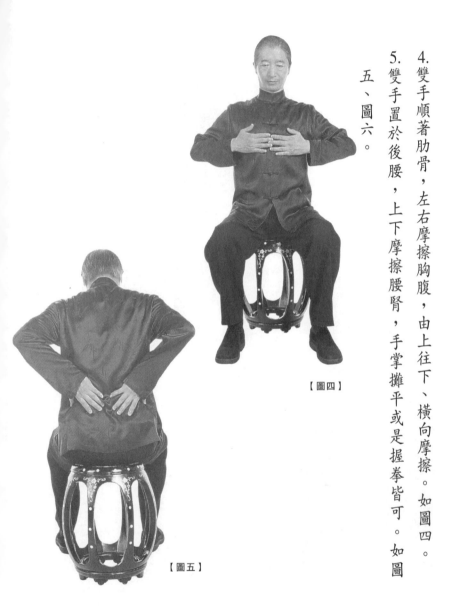

4.雙手順著肋骨，左右摩擦胸腹，由上往下、橫向摩擦。如圖四。

5.雙手置於後腰，上下摩擦腰腎，手掌攤平或是握拳皆可。如圖五、圖六。

【圖四】

【圖五】

6.輕輕摩擦雙膝。如圖七。

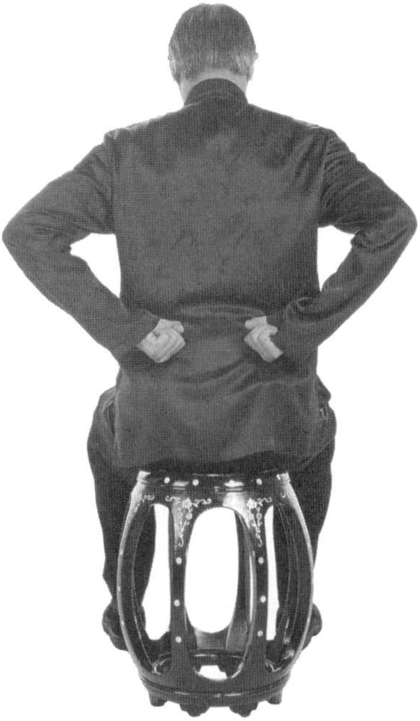

【圖六】

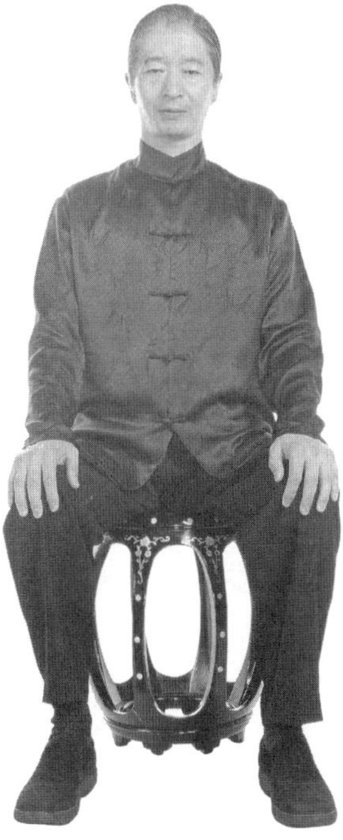

【圖七】

重點提示

●摩擦生熱的手心輕貼臉上，滿滿的吸一口氣，有給自己充電的效果；而後順著肋骨左右摩擦胸腹，再於身後上下摩擦腰腎，則使五臟六腑皆能通利順暢。

●摩擦時速度適中，呼吸自然，摩擦次數以個人舒服爲原則。

功效

「摩擦法」是極佳的導引術，它藉由雙手將熱與氣從皮膚滲入肌肉，讓氣血循環順暢，可以預防感冒、緩解疲勞、消除緊張，還可增強意識的敏銳度。

養生食譜

古人稱梨為滋陽潤肺的百果之宗，因為梨含有葡萄糖、鐵質、維他命A與C等，在生果中是很好的滋養品，不但能潤肺清胃、涼心滌熱，還具有止咳、清熱、瀉火、化痰、解毒、生津止渴的功效。

經常口乾舌燥、容易便秘、消化不良、高血壓、或是呼吸道易受感染、患有氣管炎或哮喘病的人，吃梨可以緩解病情。但是因為梨的性質寒涼，所以脾胃虛弱者最好不要吃太多。

曲中求直

有一天我帶學生去看電影，電影講的是一個魔鬼的故事。有一次，這個魔鬼與神戰鬥的時候，神斥責他：「你看，其他人都做到他們該做的事情，可是唯獨你，你一直不願意去做、不想去做你應該做的事情，才會落到這個地步！」可是魔鬼大聲的抗議，他說：「不！我不承認事情是這樣的。神從來沒有告訴我該做的事情是什麼。」這時候，神語重心長的說：「不是沒有告訴你啊，而是你沒有傾聽！」

為什麼魔鬼認為神從來沒有給他指示呢？這就像許多人都看同一本書，每個人卻看出不同的東西，產生不同的感觸，是一樣的道理。因為，我們人經常隨著個人的情緒去變化所認知的一切。這些個人的情緒，造成我們的固執面，讓我們在許多關鍵時刻無法認清真理。而且，我們人的神思經常產生空白，就像有時候我們去聽一場演講，聽著聽著，神思一溜煙地不知著落何處了。有時候我們看一本書，看著看著，心思也不知道往何處去了。像這樣有聽卻沒有聽見，有看卻沒有看見的情況比比皆是。所以，我們人不但不能固執，更要鍛鍊自己，讓自己隨時心神歸一，才能知道自己該做的事情是什麼。

固執是很多人的通病，大家或許認為固執的人並不壞，總好過殺人放火！其實大奸大惡只是表象的壞，他們一旦放下屠刀，便可立地成佛。利慾薰心也不是破壞一個人本性的元兇，固執才是。自詡擇善固執的人，固然討厭不對的人或事，但執著的時間一久，只要不合他的意，即使是對的，他一樣不喜歡，因為「固執」已經不自覺地改變了他的本性。

固執的人長久生活在自我中，執著自我的感覺，不理會別人。封閉宛若一灘死水，久了便會發臭、滋生蟲子。我們的身體也是一樣，如果經常不動，身體會固執在靜止狀態，就像一潭死水，逐漸產生污濁的現象，於是像骨刺、脊椎的毛病就跑出來了。身體，跟心靈一樣，都要經常保持在「常動」與「常靜」之間，如此身心才能活絡、順暢。

曲中求直功法

對治：脊椎變形、脊椎側彎、骨刺、背痛、五十肩。

動作說明

1. 坐定，不靠背，雙手置於大腿上，自然放鬆，呼吸調勻。如圖一。
2. 以鼻緩緩吸氣，手握拳從身體兩側曲肘提起，拳心朝天。如圖二。

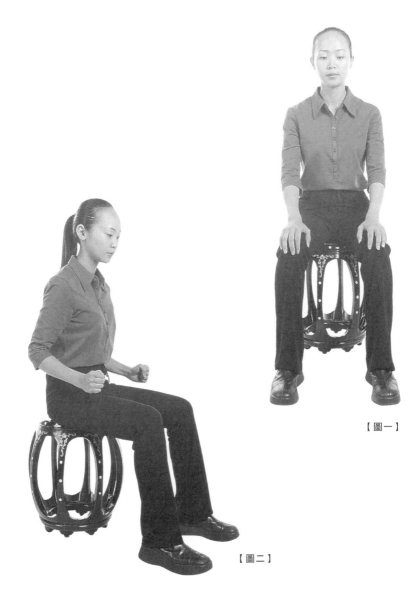

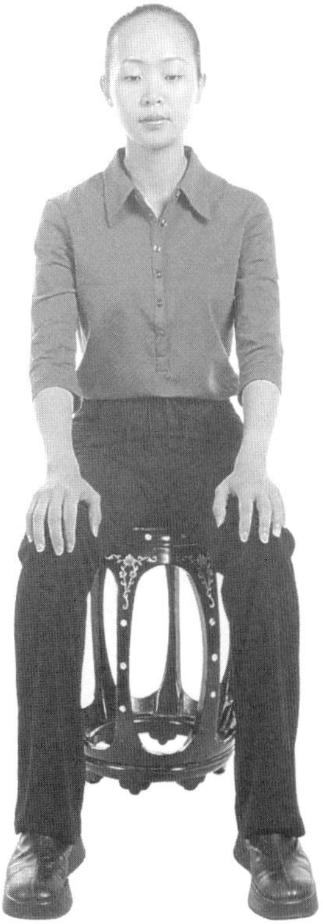

【圖一】

【圖二】

3.隨著肘往上提，慢慢把腰伸直，逐漸挺胸，最後呈仰頭姿勢。如圖三。

4.以鼻吐氣，讓頸部、腰部、手肘同步放鬆，並緩緩打開手掌，手心朝地，慢慢放下。如圖四。

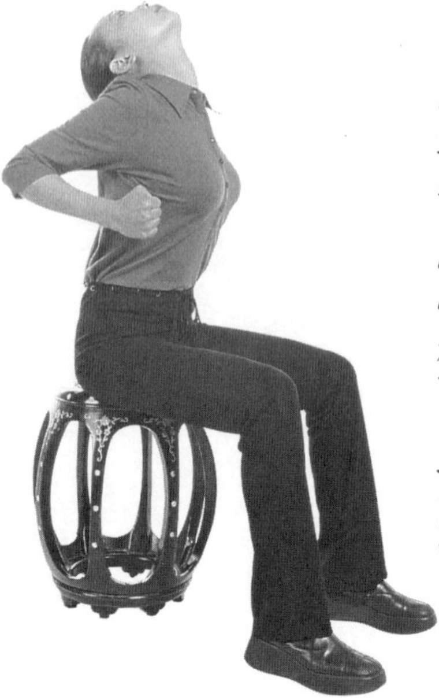
【圖三】

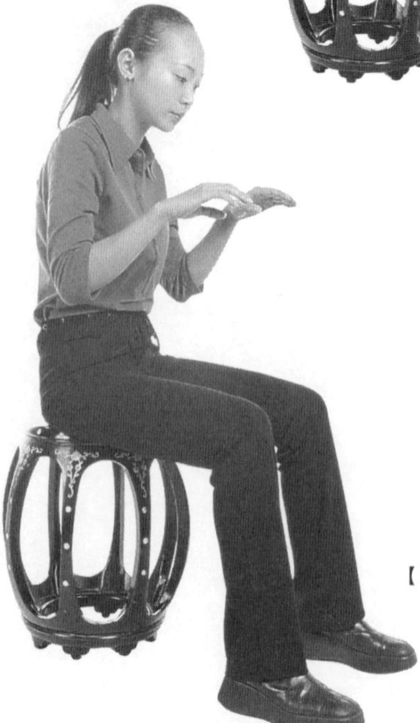
【圖四】

5.雙手平置於大腿上、頭回正，調整呼吸，全身放鬆。如圖五。

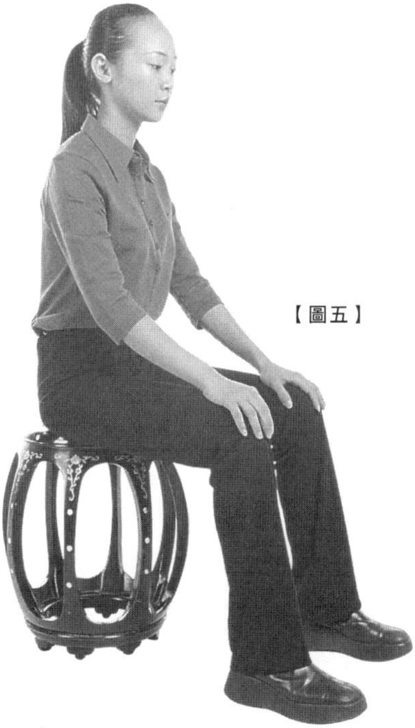
【圖五】

重點提示

●這個動作藉由吸氣上揚，吐氣放鬆來帶動良好的循環，有助於脊椎調整，無論是站著或是坐著都可以練習。

●做這個動作時，務必和緩。如果呼吸和動作無法配合，中途可以換氣，但不要憋氣。

●每個起落爲一次，每回可練習十分鐘。

功效

「曲中求直」是一個對脊椎矯治非常好的動作，可以消火、解勞、平心、調肌、整骨。脊椎變形或是長骨刺的人特別需要常練。

養生食譜

高麗菜又稱捲心菜、包心菜、洋白菜、蓮花菜。它混合了青、黃、白三種色澤，經常食用可以補骨髓、利關節、通經絡、壯筋骨。高麗菜可說是強筋補骨的蔬菜之王。

然高麗菜性涼，夏天食用時可佐拌麻油、醋、辣椒調和生食，冬天則以辣椒炒高麗菜，用辣椒的火性來調和高麗菜的涼性，吃了不但筋骨活絡、身體強壯，還可增加免疫力！

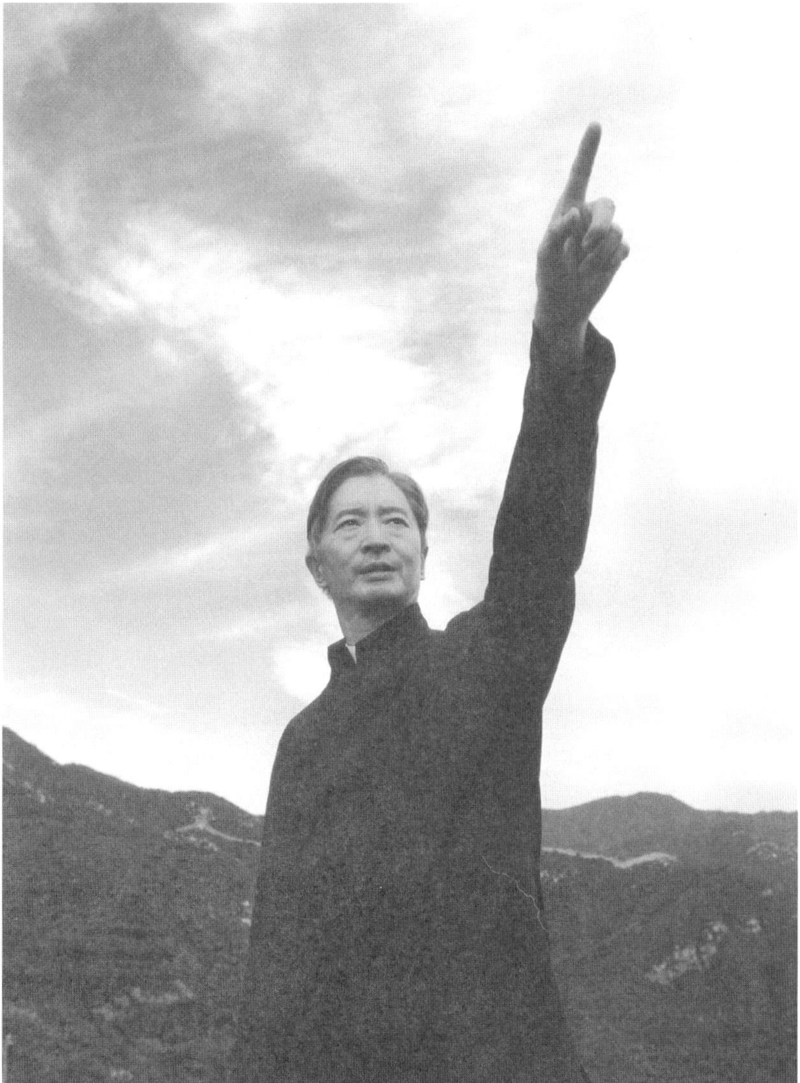

坐定擎天

我們從小到大，父母、老師、長輩、師父，不停地耳提面命，一定有許多人覺得「有夠煩」。煩得受不了的時候，心底就會冒出一股無名火來；無名火一冒上來，整個人變得煩躁；人一煩躁，氣脈就不順；氣脈不順，五臟六腑的循環就不好；五臟六腑的循環一不好，身體什麼奇奇怪怪的毛病都可能產生了。所以，不要小看這把火，燒起來可能會製造大問題！

火有實火、虛火。實火來自於「過剩」，像是吃得太飽、補得太厲害、睡得太多等等。虛火來自於「不足」，像是疲勞過度、水分不夠、肚子餓過頭等等。這是人體自然調節的作用，某方面不平衡了，就生「火」來燒一燒，向身體提出警告，直到該洩的洩了，該補的補了，才能恢復平衡。所以想避免身體「發火」，最好就是時常保持於平衡狀態，不太過、也不會不足，則自然不會火氣大，影響身體其他器官的功能。

人有火氣，脾氣就容易暴躁；脾氣暴躁，想事情就想不清楚，待人處事當然就處處碰壁了。一個人會發無名火，是因為包容量不夠；包容量不夠，是因為愛心與善意不足；愛心與善意不足，是因為主觀意識強烈；主觀意識強烈是因為無法虛心；無法虛心，是因為死要面子；死要面子是因為家庭、學校及社會的壓力；家庭、學校及社會的壓力，是因為社會道德的標準不清；社會道德標準不清，是因為價值觀混淆；價值觀混淆，是因為西風東漸，而造成東西並立，於是不東不西，就方寸大亂了。

要想避免這種情形，平時除了靠鍛鍊氣機之外，也要在個人修養上下功夫，二者相輔相成，才能帶動身心，進入最佳的循環效果，進而帶動整體大自然的最佳循環。

因此，我們要先穩定自己，培養「不動如如不動」的心境，讓身心安定。身心安定了，才能看清事情的規矩與準則。弄清楚了大方向，然後抱持著嚴謹的態度，如負重任般的去行事待人，那麼，天地間的事事物物都會循環良好、長長久久了。

坐定擎天功法

對治：火氣大、失眠、高血壓、頭痛、牙痛。

動作說明

1.端坐，不靠背，雙手置於大腿上，自然放鬆，呼吸調勻。如圖一。

2.以鼻吸氣，雙手如捧物狀，慢慢上捧。如圖二。

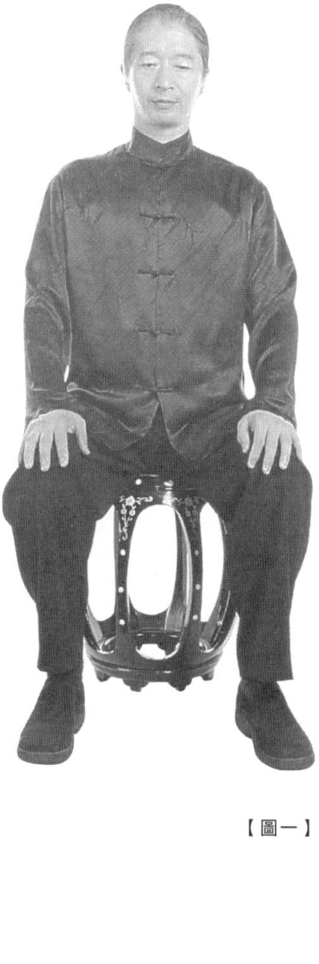

【圖一】

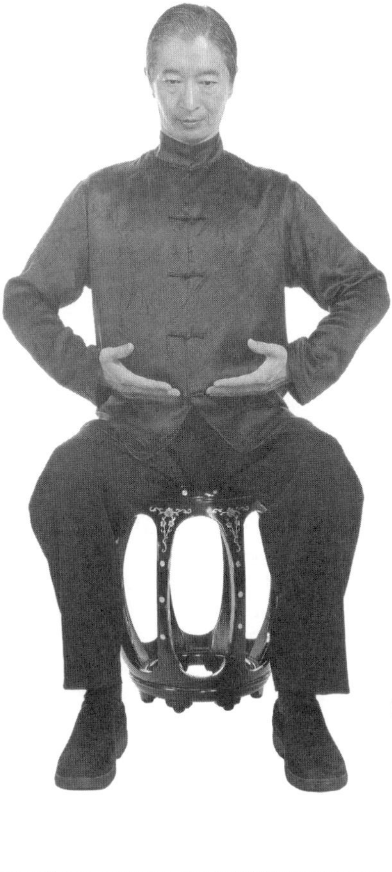

【圖二】

3.捧到胸部時，慢慢將雙掌往外翻。如圖三。

4.最後雙手打直，手心朝上，呈托天狀。如圖四。

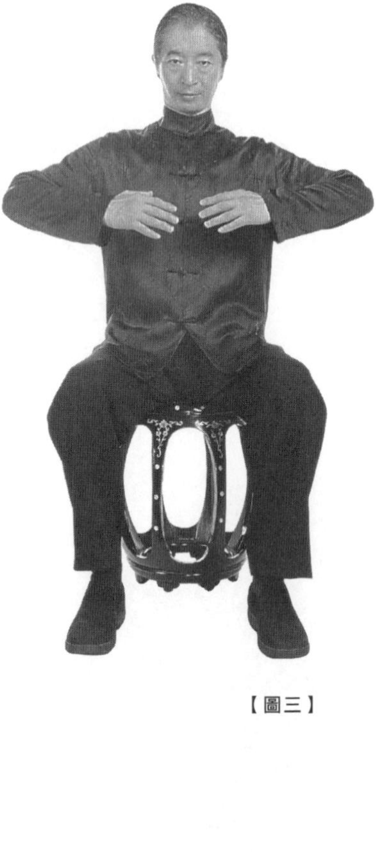

【圖三】

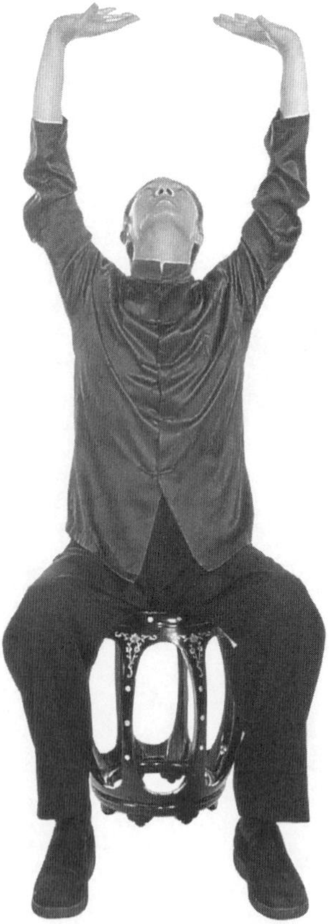

【圖四】

5.以口吐氣，手分兩邊，手心朝下，緩緩下降，低頭放鬆，手到哪裡，身體跟著放鬆到哪裡。如圖五。

6.恢復放鬆坐姿，鼻吸鼻吐，調整呼吸，而後再繼續練習。

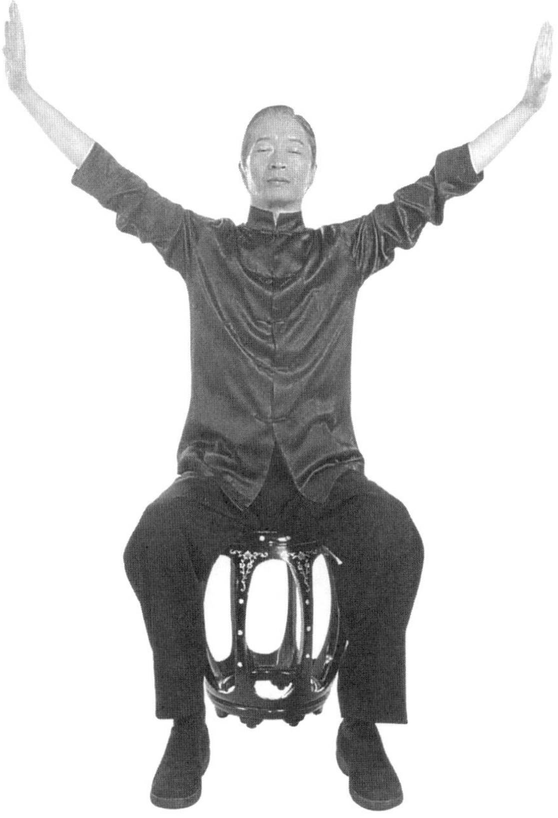

【圖五】

重點提示

●這個動作站著練習亦可。
●兩手從旁分開之時張嘴吐氣，將體內的廢氣吐出。這個動作是鼻吸口吐，要特別注意！
●清晨起床及睡前是練習的最佳時辰，每回可練習十分鐘。

功效

「坐定擎天」藉由一托一放的動作，吸入大量氧氣、吐出體內濁氣與火氣，讓人感覺神清氣爽，身體不會累積疲勞及痠痛，是適合都市人的有氧運動。

養生食譜

俗話說：「夏日吃西瓜，不用把藥抓。」炎炎夏日來點西瓜最能清暑、生津止渴，讓精神不煩躁，火氣下降，血壓降低。

西瓜含豐富的糖分、維他命C，營養價值高，不但可以清肺胃、解暑熱，還具有補充營養、增進食慾、消除疲勞的功效。食後小便必清，有助於降低高血壓、治療膀胱炎及肝膽症狀。凡有慢性腎臟病、心臟病、高血壓、慢性胃炎、糖尿病、黃疸症狀的患者，夏日吃西瓜，食之有益。

但因西瓜寒，所以冬天吃太多西瓜可能會鬧腸胃毛病，甚至瀉肚子，所以不妨改吃瓜子等堅果類的食物，可以增加一點熱量！

卑恭伏地

曾經聽過一個笑話。有一個孩子在看二十四孝的故事，看得內心激動不已，覺得自己每一孝都能做到。正看得過癮時，突然媽媽叫他去做件事兒，他馬上說：「等我看完了二十四孝再去！」

這種情形是不是都曾發生在你我的身上呢？我們自認為每一孝都做得到，可就是「當下現時」這一孝難以做到。看別人真是笑話一場，輪到自己也照樣如此。要想把「孝」的根基打好，首先須懂得「聽話」。「聽話」就是根基，根基沒打好，往後一切皆免談；根基若打好，一步一腳印，順勢而走，一切順隨。

什麼是「聽話」？聽話的基本條件就是「服從」。我們要在「服從」裡找學問，在「服從」裡長智慧，善養「服從」的習慣，長大自然守本分、知規矩，不會趾高氣昂，自以為是。

服從可縮短學習時間，服從可快速發覺錯誤在哪兒，服從可馬上修正自新，服從能很快和團體打成一片。大家合作一個事業，如果每個人都懂得「服從」，任何事業都能成功。若總是擺脫不了自己的想法，在家不服父母，在外不從長輩，走的冤枉路更多。如果我們一直用自己的思維來衡量一切，自以為是，就會不斷犯錯，大小虧不斷。不懂「聽話」的學問，就不知「服從」的效果。一個良好的團體，一個堅強的組織，一個鞏固的企業，最大動力，均是來自「服從」的精神。

我們應先從服從父母、長輩開始，無論對方講什麼，我們都要先把個人思維拋開，誠懇照章全收，如此一來，自然會出現一種莫名的敏銳感，很容易可以分辨是非對錯。「對」則直接照行，「錯」亦毋需爭辯，而要逆來順受，圓融無礙的取長補短。若是不懂服從，只是一股腦的「爭」，不但對上不尊，也不可能虛心，再加上自以為是，最後就是亂了方寸，一點都划不來了。

每個人要學習以謙卑、虛懷若谷的態度自我要求、自我耕耘。做事情秉持著恭謹、嚴肅的態度，一絲不苟。對人要甘於俯首稱臣、委曲求全、完全服從。一個家庭或團體要組成完美的結構，就是要靠每一位成員在任何狀況之下，都能保有「絕對和睦」的心境，如此才能天地和合，一團和氣！

卑恭伏地功法

對治：坐骨神經痛、骨刺、椎間盤突出。

動作說明

1. 端坐，不靠背，雙手置於大腿上，自然放鬆，呼吸調勻。如圖一。

2.輕輕吸一口氣，然後緩緩吐氣。吐氣時，渾身放鬆，頭慢慢往下低垂，如鞠躬狀。如圖二。

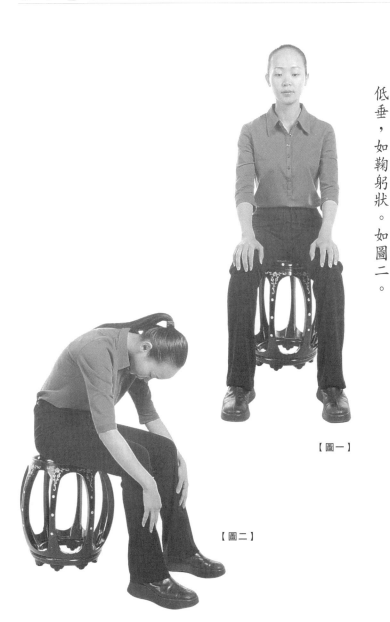

【圖一】

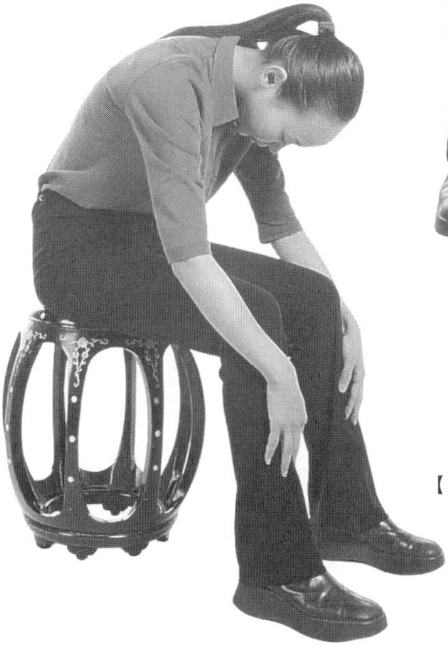

【圖二】

3.頭繼續往下垂，同時彎腰到舒服的時候，順勢抬起屁股。如圖三。

4.下半身完全離開座椅，直到雙腿伸直，兩手自然下垂。如圖四。

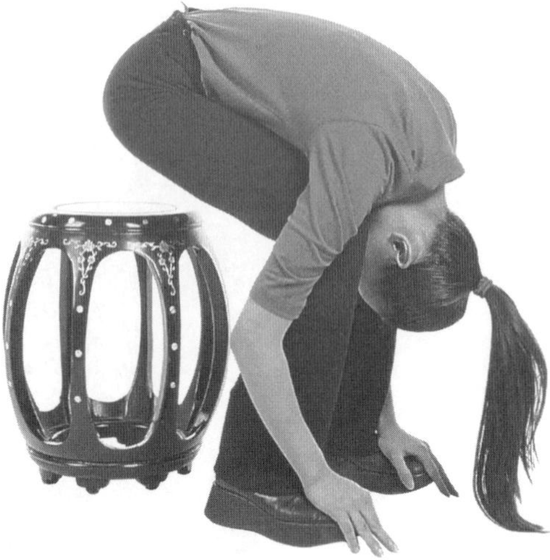

【圖三】

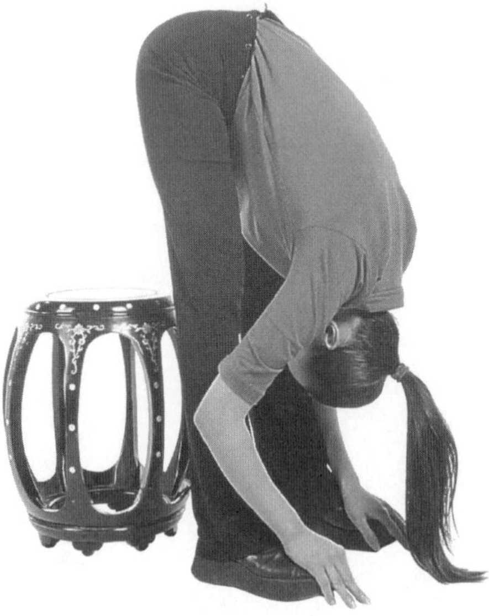

【圖四】

5. 輕輕吸一口氣，再倒轉先前的動作，一邊緩緩吐氣，一邊慢慢彎曲膝蓋，先讓屁股坐下。如圖五。

6. 手放置於大腿上，逐漸直腰、抬頭。如圖六。

7. 恢復開始的放鬆坐姿，調整呼吸。

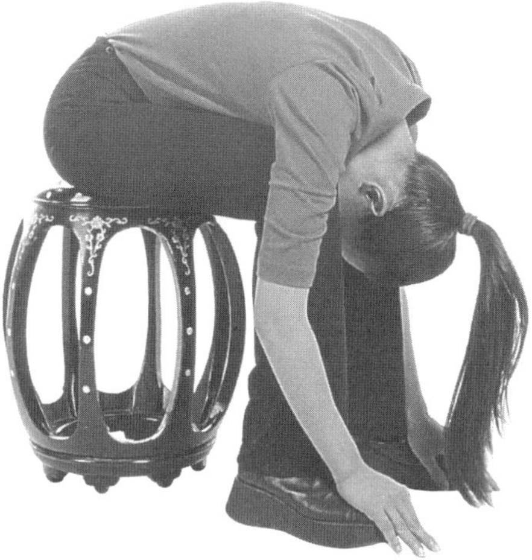

【圖五】

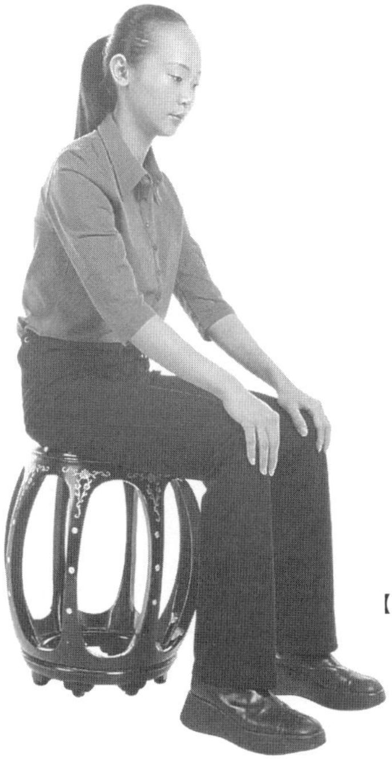

【圖六】

重點提示

●卑恭伏地乃是坐立雙運的功法，從坐姿變成立姿。腿伸直之後，如果手自然下垂還無法輕易碰到腳，就表示應該多多練習！古人有句話說：「筋長一寸，命長一分。」

●有貧血、高血壓、血管堵塞等這類血液毛病的人，做這個動作時一定要緩慢，配合呼吸。

●每回可練習十分鐘。

功效

「卑恭伏地」以非常緩和的動作拉展坐骨神經及肌肉，可以紓解僵硬的坐骨，強化腰腎功能，帶動身體循環。

養生食譜

從前的人生病時喝白米湯，這是什麼道理呢？因為任何毛病一定要先調理脾胃，脾胃運化正常，所有的營養才能吸收。古人說：「米湯亦可代參湯。」說的就是白米熬成粥的神妙功效。

白米粥可調理脾胃，但是白米煮飯，因為水分煮乾了，功效反而較不如米粥了。此外，現代人喜歡吃糙米。糙米沒有白米粥的功效，但是它的營養成份比白米高，含豐富的維他命、礦物質、纖維質，可以增加人的免疫力與穩定力，讓人感覺堅強，還可以紓解輕度的腹瀉、便秘。所以吃飯時，將白米與糙米適度混合一起食用會比較理想。

和合首俯

有個計程車司機在颱風天做生意，沒載到幾個客人，心裡正生著悶氣，想說「今天老天不作美，生意壞，運氣真不好！」就在這時候，突然看到一個女孩子跟前面的計程車講了幾句話，計程車好像不願意載就開走了。這位計程車司機心想：「生意來了！」於是把車子停到女孩的身邊，問她為什麼前面的計程車不願意載。

這個女孩滿臉著急地跟計程車司機說：「我爺爺生病要送醫院，可是風雨這麼大，又停電，家裡又沒有大人，司機先生您可不可以幫幫忙，跟我到樓上把爺爺送到醫院去？」這位司機先生想了想：「今天生意既然不好，幫她一個忙又何妨！」於是跟著女孩上樓，背起爺爺，趕緊送到醫院去。結果這位司機先生的義舉傳了開來，左鄰右舍傳為美談，從此以後大家坐計程車都願意給他載，讓計程車司機意外的得到許多穩定的顧客，財源廣進。

開車的人整天待在狹小的空間裡，長久處於坐的狀態，坐久了不但氣血淤積不順，容易疲勞，也會造成骨骼佝僂的現象，長久下來更是傷及肺、胃、腎的功能。而在心境上也容易變得狹隘，凡事鑽牛角尖。這個故事就是告訴我們，凡事要抱持一顆誠懇灑脫的心境去應付一切突如其來的事情，自然天無絕人之路。

古人言：「動之有度足以暢神形，靜之有法足以固神形。」做任何事情，若想達到最好的結果，一定要和緩以行，不能操之過急，但也不能如烏龜慢性，務必不快不慢，再配合適當的方法，才能貼切的進行。不然，「動之無度乃是耗神形，靜之無法乃是損神形。」凡事注意動靜平衡的關係，如此一來，頭腦首先得利，事事能想得清楚，進而對各方面造成影響，便能事事得宜、處處受益了。

和合首俯功法

對治：開車疲勞、精神不集中、頭腦昏沉。

動作說明

1.坐定，身形中正，兩臂環抱於腦後，呼吸保持自然。如圖一、圖二。

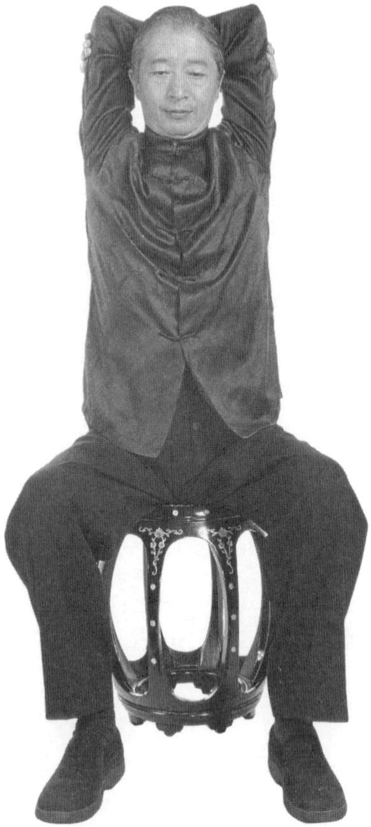

【圖一】

2.吸氣，順勢挺胸、直腰，讓兩腋下面的筋絡自然充氣。如圖三。

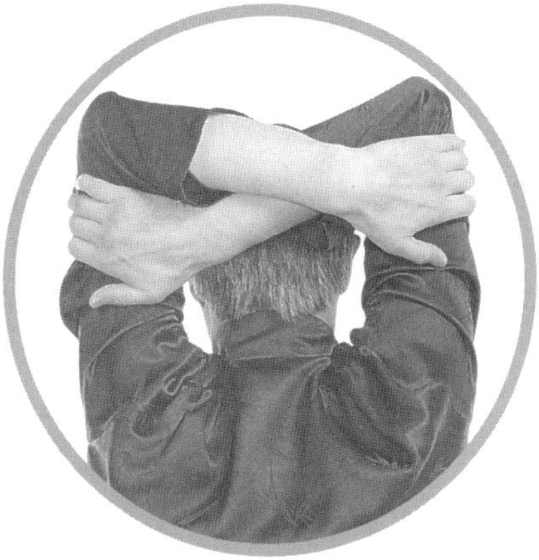

【圖二】

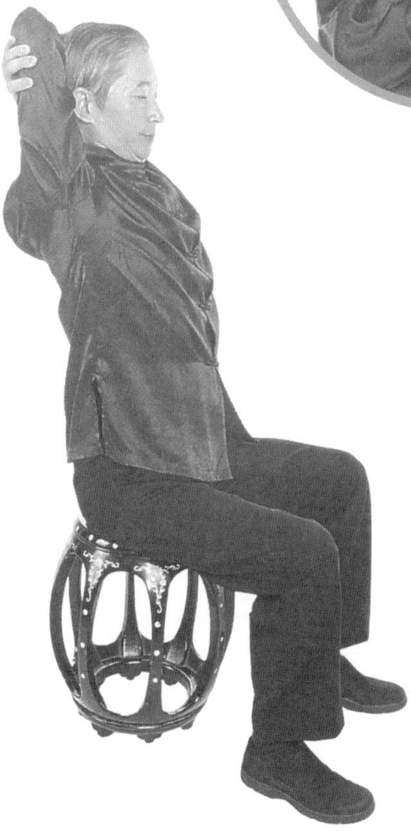

【圖三】

3.緩緩吐氣，雙手姿勢不變，頭往下垂，放鬆地往下慢慢彎曲。如圖四。

4.再吸氣，身形回正。

5.兩手自然放下，恢復放鬆坐姿。如圖五。

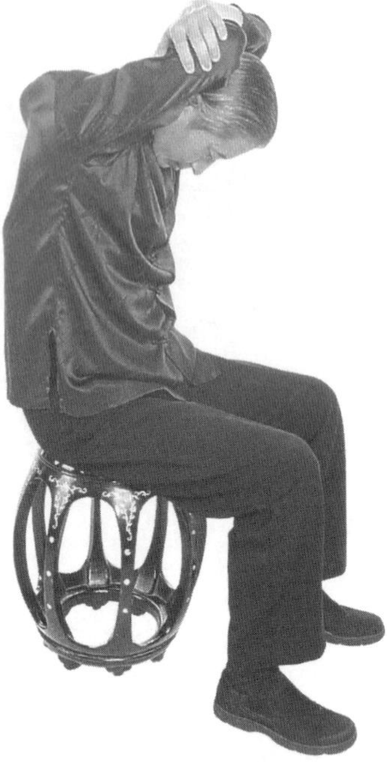

【圖四】

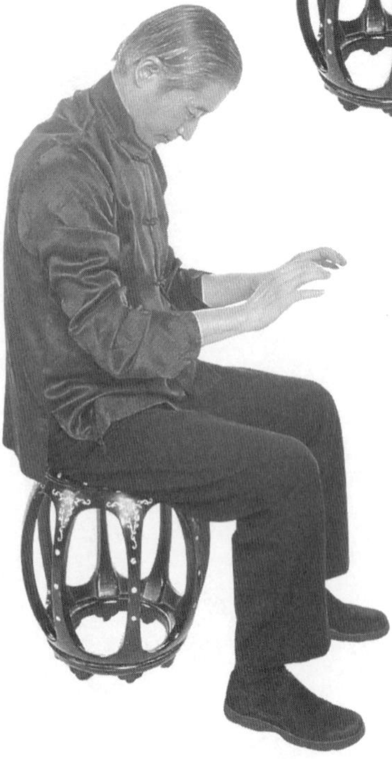

【圖五】

重點提示

●吐氣的時候，順勢把身體放軟了，可以達到疏通脊椎的效果，經常開車的朋友，趁著紅燈或堵車時做個三、兩下，會發現原來這個狹小的空間也是個相當難得的修養齋！

●每一個動作務求緩和，不可急躁，最好與呼吸配合，以免造成筋骨拉傷。

功效

「和合首俯」的動作讓久坐凝滯的氣血順著吸氣上拉、吐氣放鬆的動作活絡開來，避免身體僵硬、火氣上沖、心神煩亂、及坐骨疼痛。行車久坐均可練習，簡單易學，效果顯著。

養生食譜

黃豆含豐富的植物性蛋白質，有促進新陳代謝、去膽固醇、防止身體硬化的作用。除了可以防治心臟病、高血壓、動脈硬化之外，還能補氣血、通筋絡、消炎解痛。

用黃豆熬煮白米粥，或是煮黃豆湯，或是每天喝一大碗豆漿，都可以補充體力，不易疲倦。肝、腎、胃、心衰弱的人，每天喝豆漿還可長精力！

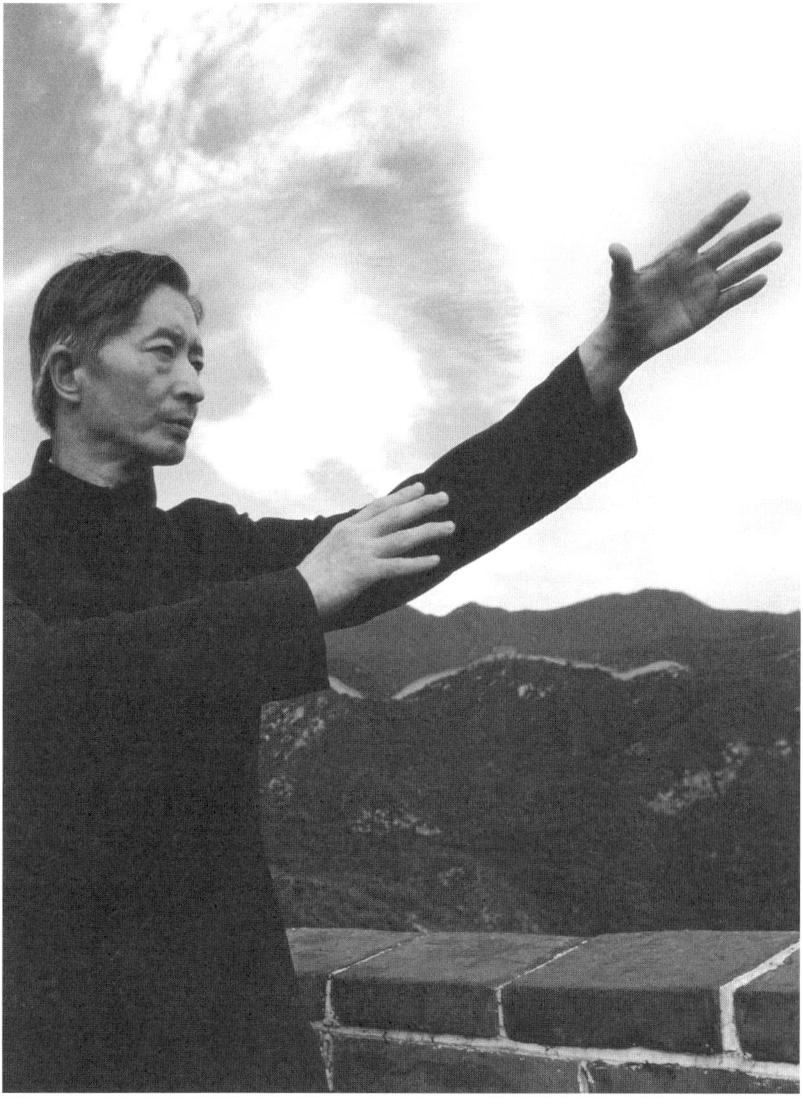

天行運轉

有位老先生去看中醫，醫生跟他說：「您的肝要多注意了！現在問題還在表面，容易調好。」這位老先生一聽就不高興的跟醫生說：「我的身體硬朗得很，哪有什麼問題！」然後回過頭來又跟別人說：「現在有很多醫生都是巴不得你全身都有毛病，你沒病，他也要把你講出病來，真是要不得。」後來沒有多久，老先生果然肝部病變，而且一發不可收拾，情況非常嚴重，到最後不是只有老先生一個人受罪，連全家大小也跟著揪心。

這就是我們一般人不懂得誠懇求知的現象。天機的透露、神明的啓示，常會不期然的藉由任何的人或物來傳遞消息。有時我們也許會覺得那是胡說八道，或是瘋瘋癲癲，但是如果我們每次都能秉持事事洞明、理性處之的態度，誠懇地向所有的人學習，必然能體會每件事情的箇中必有涵義，而有所警惕，才能大事化小，小事化無。

脾氣不好的人，通常肝都不太好。因為心不夠輕，身不夠鬆，所以難以輕鬆，最後造成肝硬化；心硬，身硬，而後肝硬。而肝功能不好的人，相對的，也容易急躁發怒。「肝」是人體五臟之一，其功能藏血，故有「血海」之稱。健康的肝，能夠疏筋活血，排毒洩濁，幫助脾胃運化。所以肝功能好的人，必然筋韌目明，指爪漂亮。如果一個人感覺筋痠麻硬，眼耳昏迷，或指甲呈綠色，手指根部泛紅，手掌呈灰色等這其中任何一個現象，就要開始注意「肝」的保養了。

每天早晚做一次「天行運轉」，一來促進緩和的循環，二來針對肩頸，提綱挈領。我們人的綱領就在肩頸，能夠把綱領先弄好了，其他地方就容易輕鬆下來。也就是先求局部以及外在的輕鬆，漸漸經過不斷運轉之後，形成一個周天的運行，慢慢可以運到五臟裡去。治療身體的五臟，要以平均發展的方式進行，以免有過與不及的危險。光是這個動作，如果能持衡練習，不僅是肝受益而已，百骸皆能佈氣，五臟六腑都會循環良好。

天行運轉功法

對治：肩頸僵硬、五十肩、容易疲勞、氣脈不順、容易發脾氣。

動作說明

1. 輕鬆坐定，身形中正，自然呼吸。如圖一。
2. 吸氣，挺胸、直腰，兩肩頭由後而上往前劃弧。如圖二。

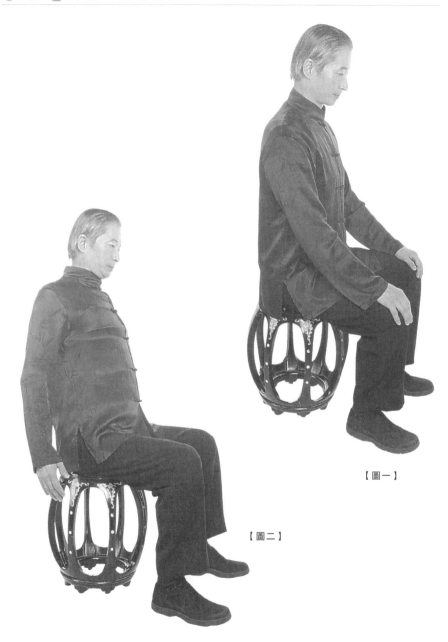

【圖一】

【圖二】

3.肩膀拉拔到最頂點時，帶動頭部略爲上仰。如圖三。

4.吐氣，肩膀繼續往前劃弧。如圖四。

5.回正放鬆、調息，再繼續做下一個。

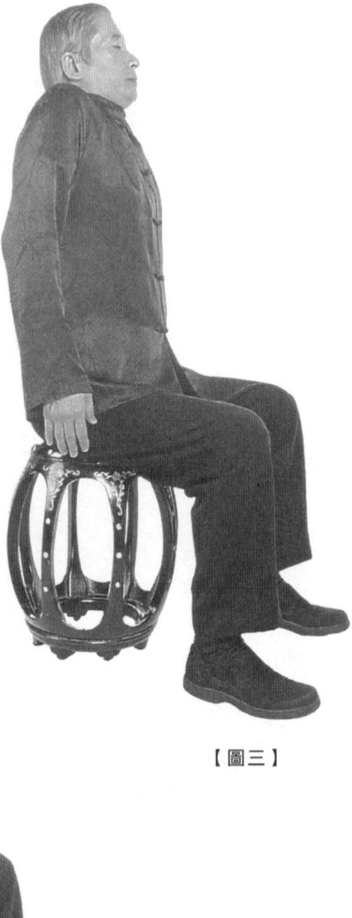

【圖三】

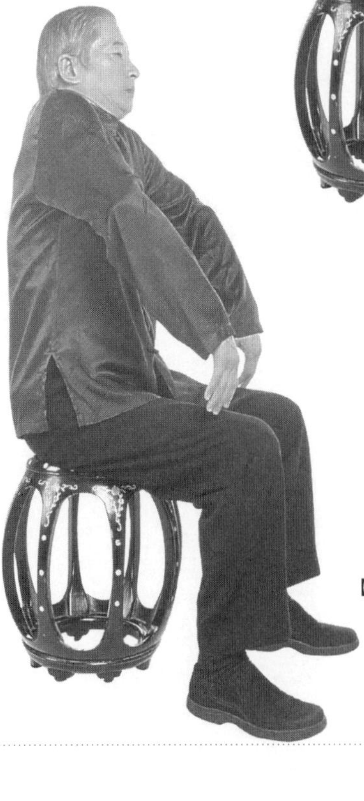

【圖四】

重點提示

- 轉動肩頭時要注意呼吸順暢，保持輕鬆。
- 每回可練習十分鐘。

功效

「天行運轉」的動作在一定的規律中保持循環，有助於心境的突破。藉由外在的旋轉慢慢練到身體裡面去，讓身體裡面打通，也就能循環不已了。

養生食譜

從五行上來講，綠色食物有益肝的作用。綠色食物的種類繁多，像一般常吃的菠菜、空心菜、芥藍菜等葉菜類，還有芹菜、黃瓜、絲瓜等根莖類蔬果都是。

其中小黃瓜具有清熱利水的作用，可以將體內毒素藉由尿液排出體外，對肝功能不好的人很有幫助。而且小黃瓜的皮含豐富的維他命A，可以增強抵抗力；小黃瓜的肉含豐富的維他命B群，具有消除疲勞，促進代謝的功能。

小黃瓜可以生食，或是加麻油、醬油、醋調味涼拌皆非常可口。若喜熱食，則用薑絲炒小黃瓜，或是小黃瓜燒豆腐，或是煮個黃瓜粉絲湯，都十分簡便。

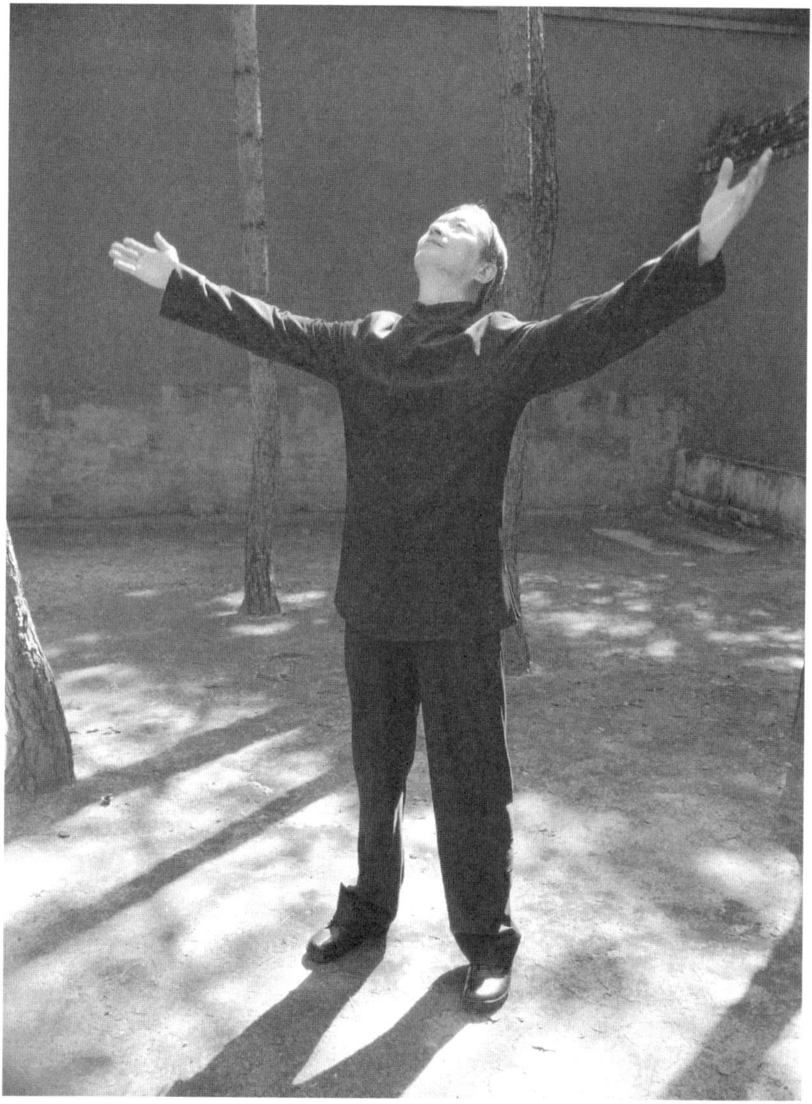

後顧無憂

常常有些人打電腦，明明已經很累了，可是心裡還想：「不行，我一定要打完再說。」或是寫文章，寫得很疲倦了，可是還想：「不行，這一段我一定要把它寫完。」就只是這樣一點點的過頭，卻在不知不覺間已經受傷了。

人常常會習慣性的受傷。怎麼說呢？因為當人在很疲倦的時候，還過分的勉強自己，這時候靠的就是心力在支撐，日子久了，疲倦會延長，就形成了習慣性的疲倦，也就積勞成疾了。最常見的就是眼力的耗損。

眼睛如果休息不夠、水分不足、使用過度、老化、或是受到外界衝撞及傷害，就會出毛病。如何在平時保養眼睛呢？有幾個基本概念一定要注意到。第一，看任何東西，不管是打電動、寫東西，只要眼睛感覺有點乾澀就趕緊閉一下，閉個幾分鐘都好，而且最好趕快喝點水，補充水分，千萬不要熬；因為熬到最後，即使休息三天也無法恢復。

第二，看東西的姿勢一定要始終保持正視，不要歪頭斜眼，而且看東西一定要注意距離，過與不及都不好。

第三，平常沒事的時候就要經常運動眼睛，比如張開眼睛直直盯著一樣東西看，訓練眼睛的凝注力；或是一邊轉動脖子，同時保持目不轉睛的盯著前方。眼珠子跟著頸子往後轉，一方面活動頸部大椎穴，讓氣血循環更好，一方面拉動眼睛的韌帶，增加韌性，讓氣容易通。人的眼睛如果老待在一處，到最後就看不清楚了。

眼睛出毛病，連帶影響人的心情。所以，想要擁有耀耀明目，除了經常注意眼睛休息、水分補充，以及看東西時保持距離、維持正視的習慣之外，利用氣功導引鍛鍊眼睛的水晶體，透過身形去影響心境，更是讓明眸不老化的祕訣。

眼睛的鍛鍊就如同心，人在處於閒適狀態時，要帶點兒緊迫感，讓自己保持危機意識，則不易消磨志氣，導致鬆懈，徒生惰性；而處於緊張狀態時，則要帶點兒幽默感，讓自己保持自在無為，則不易妄作衝動，導致匱乏，徒生煩憂。果能做到如此，則形與神俱，一輩子可以健康長壽！

後顧無憂功法

對治：視力保健、眼睛疲勞、乾眼症、飛蚊症、脖子僵硬。

動作說明

1.端坐，或站立，保持輕鬆。如圖一。

2.吸氣時頭緩緩往左後方轉動，眼神跟著移動，轉至極限。如圖二、圖三。

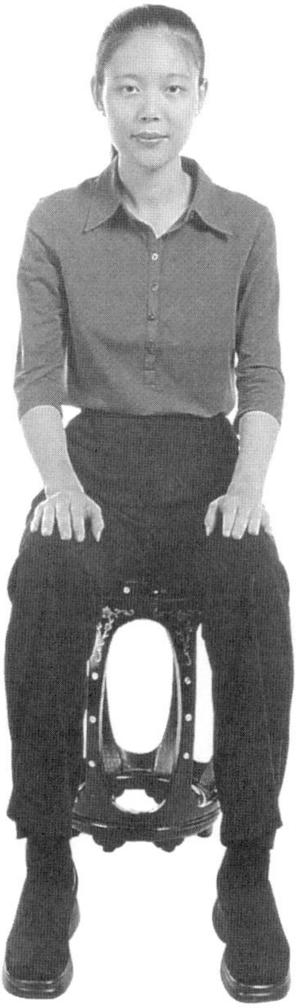

【圖一】

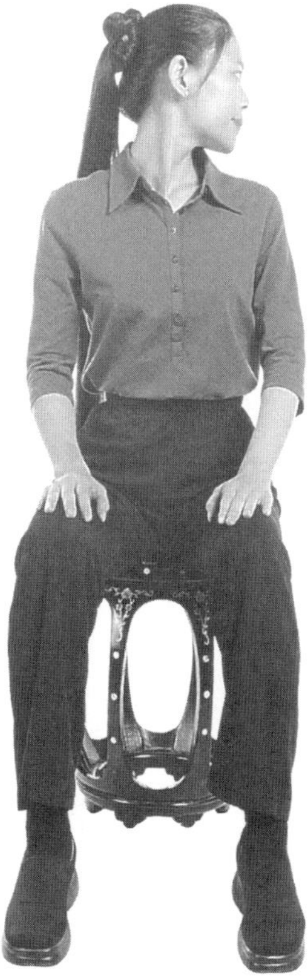

【圖二】

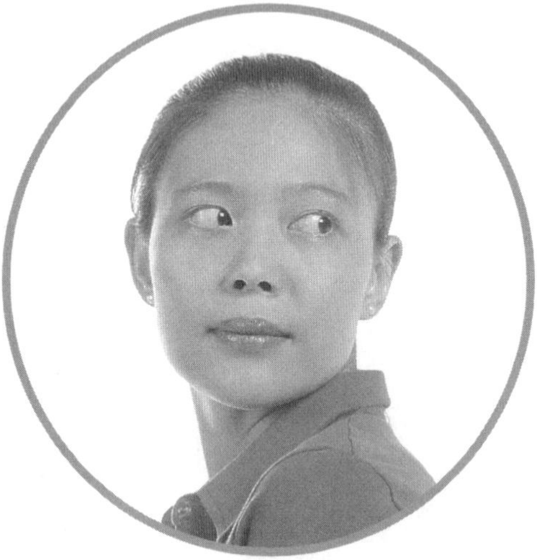

【圖三】

3. 吐氣，慢慢將頭回正放鬆。如圖四。

4. 吸氣，頭緩緩往右後方轉動，眼神跟著移動，轉至極限。如圖五。

5. 吐氣，慢慢將頭回正放鬆。

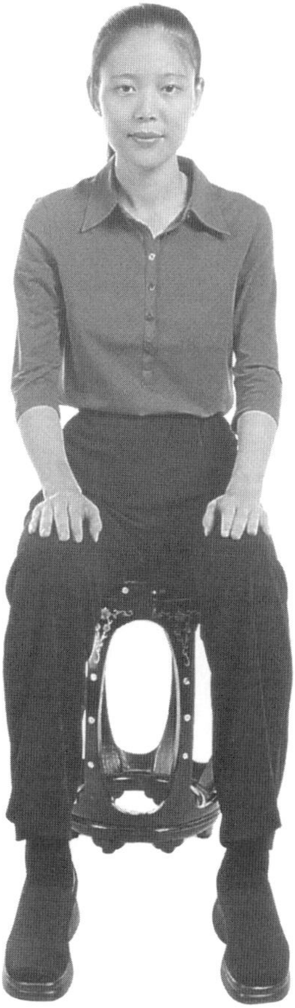

【圖四】

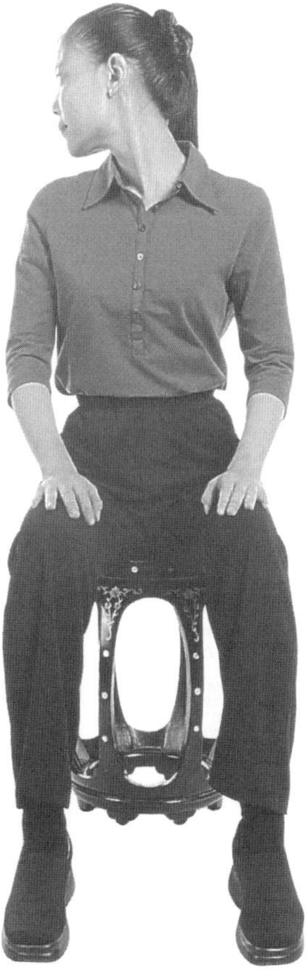

【圖五】

重點提示

●這個往後瞧的動作是讓眼角韌帶保持韌性最安全的方法，轉頭時切記要配合呼吸，頭保持平正，眼神正視。

●頭轉動時不要太用力，以免頸椎、脖子受傷。

●有遠視眼的人要經常往近處看，有近視眼的人要經常往遠處瞧，有亂視、老花眼的人要注意凝聚力。

●左右交替爲一次，每回可練習十分鐘。

功效

「後顧無憂」的動作藉由一緊一鬆的拉襯，增加後頸部的氣血，鬆弛筋骨。由身形的擴胸，化開心頭的緊張，自然心胸開闊。

養生食譜

古人稱葡萄為補氣之藥用珍果，因其富含各種醣類、酸類、礦物質、維他命等，不但營養豐富，也極具醫療價值，為生果之上品。除此之外，葡萄還能幫助消化、抗禦風寒、強壯筋骨，是兒童、婦女及體弱貧血者的滋補佳品。

不僅新鮮葡萄具有這些功效，葡萄乾也堪稱果脯之冠，不但香甜可口，還能除筋骨溼痹、益氣、倍力、強志，古人曾有一說：「久食輕身，不老延年。」

中和無偏

有一次，我與一位學生從大陸回來。在飛機上，剛好碰到一場暴風雨，飛機搖搖晃晃一直不穩定，卻偏巧又趕上一陣亂流，機身起起伏伏，弄得機上乘客人心惶惶。這時候，我的學生回頭問我：「師父，我們會不會遭到什麼不測？」我微微一笑，直視著他，告訴他：「你放心，我們還有責任在身，天要給我們很多責任，我們事情還沒做完呢！」頓時，置身於亂流裡的感覺好像消失了。這就是「心」的力量。

我當時為何會講出這句話來呢？因為我只是一心希望這位學生的情緒能得到安撫，希望他的心裡不要動盪。一個對於身邊人的一個當下想法，讓我在當時說出了這樣的話，而這樣的話，讓這位學生的心發揮了穩定的力量。這是因為我們平常內心醞釀的就是這種照顧別人、幫助別人、拯救別人的心，我們無時無刻不在這無私的念頭裡面打轉，所以當碰到災難之時，心裡還是縈繞著別人打轉，自然不會過度緊張、六神無主、張惶失措。

碰到災難時，有人畏懼死亡，有人煩憂錢還沒賺夠，有人擔心家人安危。每個人有不同的想法。而這些念頭、作法，並不是當下產生的，都是我們平常所累積的。平常所累積的是什麼，當下就會做什麼決定。如果從五行、八卦來講，平常累積的是木，碰到火必定傻眼；平常累積的是坎卦，碰到互卦就傻眼，因為你忽略了累積的力量。從日常生活來講，平常累積的是自己，當下也只會想到自己的滅亡，必然六神無主、心慌意亂；平常沒有私心，處處為人著想，當下一定六神有主，自然穩住了氣，有所主張。這也就是釋迦摩尼佛為什麼會說：「只要無私，就會心想事成。」

我們人的身體也是一樣，平常累積了什麼樣的壞習慣，身體出狀況的時候，就會出現什麼樣的問題。就像我們一般人都不太注意「腰」的問題，若不是過度使用，就是完全不動。其實「腰」可以說是人體全身最重要的樞紐。腰有勁，全身都活絡；腰沒勁，全身都笨拙。但是，過度用腰容易造成傷害；太少動腰又會氣血不暢。所以，必須藉由慢中有快、快中有慢的導引術來鍛鍊腰，才是最安全的「護腰」法門。腰活了，整個背脊也就通了，自然不再為腰痠背痛而困擾。

中和無偏功法

對治：腰痠、背痛、脊椎變形、脊椎側彎、腰部贅肉。

動作說明

1. 端坐，自然放鬆，呼吸調勻。

2.輕輕吸一口氣、挺胸，然後慢慢吐氣，吐氣時緩緩向左後方擰腰。如圖一、圖二。

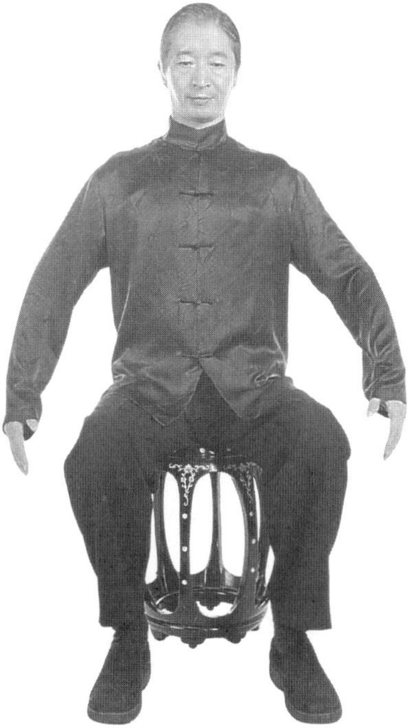

【圖一】

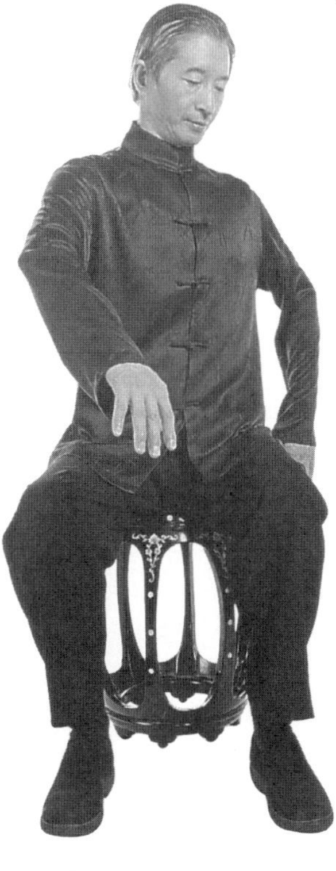

【圖二】

3. 擰腰同時將右手搭於左腿，左手臂緊貼背後腰部，頭也順勢轉動，眼神保持平視。如圖三。

4. 輕輕吸氣，緩緩轉腰，同時轉頭回正。如圖四。

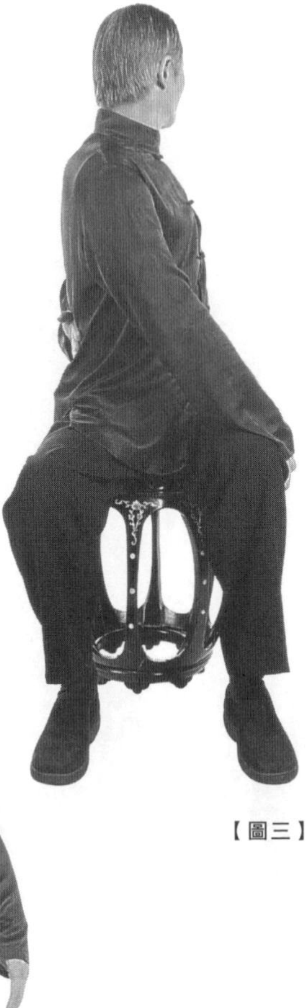

【圖三】

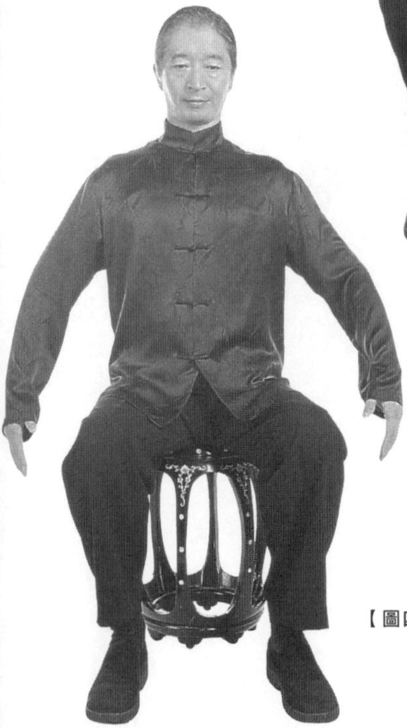

【圖四】

5.再以對等方式向右後方擰腰。如圖五。

6.身形回正，靜靜調整呼吸。

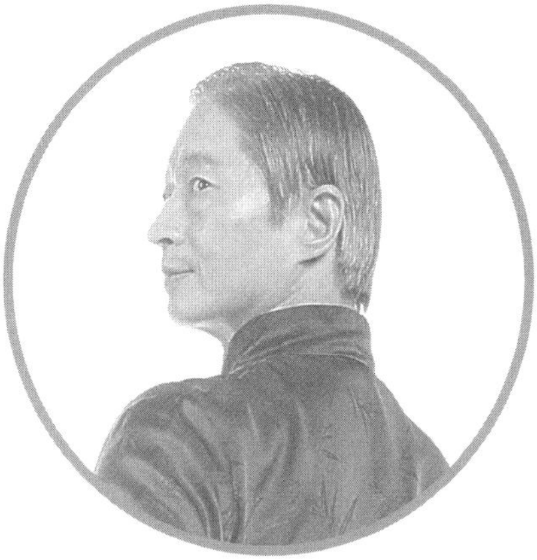

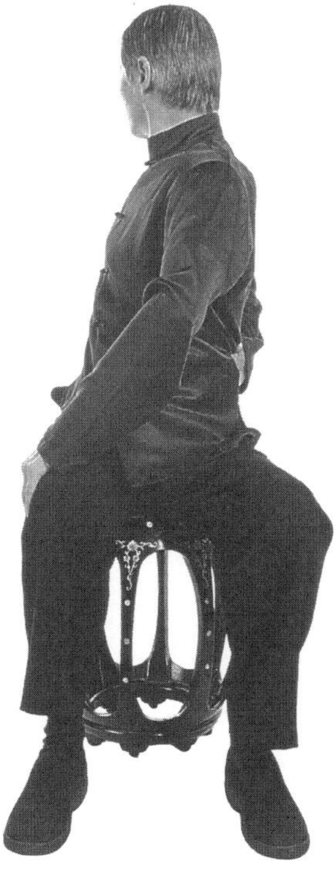

【圖五】

重點提示

●這個動作站立練習亦可。

●腰部以上緩緩轉動，由腰至肩，由肩至頸，左轉而後右轉，轉至個人極限，但不可太勉強，行動務必緩和。

●左右交替為一次，視個人身體狀況練習，練到舒服就好。

功效

「中和無偏」的動作對於腰痠背痛、肩凝頸硬，可達到直接調適的作用，並有解除勞累、治療內傷的功效。

養生食譜

桑椹含有琥珀酸、葡萄糖、及維他命C，具有滋肝腎、通氣血、安魂鎮魄等功效。桑椹又稱為「文武實」，因其具有內外兼顧的功效。古人言道：「老年服之，長精神，健步履，熄虛風，靖虛火也。」

新鮮桑椹可促進胃液分泌，幫助消化，治療便秘。桑椹乾則可以活血、治筋骨痛。桑椹果醬營養豐富，不但能促進腸蠕動而通便，甚至有降低糖尿病血糖量的功效。

平治正行

有一天三更半夜，我妹妹突然打電話來說，她練功練了半個小時之後去睡覺，竟然夢到台灣沉了，她慌張得很，就怕惡夢要成真。我便勸她先不要睡了，去練「坐定擎天」半個小時之後再回去睡覺。事後她打電話來說已經沒事了，她現在不擔心了。

人只要常常練氣，壓力和煩惱就會消失。從前我的一位師父非常有意思。只要我們有人抱怨哪裡痛、哪裡癢、哪裡不舒服，或是抱怨靜不下來，想得太多睡不著覺等等，他都只有一句話——「太閒了。」然後他就卯足了勁，叫我們去做很多事情，或是花更多時間練功夫。剛開始，每個人還有一肚子牢騷，嘴裡邊嘮叨邊做事，到後來累得不但說不出話來，連牢騷也沒有了，甚至腦子裡除了正在做的事情之外，其他一片空白，無啥雜念。到最後，毛病也沒有了，吃得又香、睡得又好。以後只要有人又有什麼抱怨，師父只要說一聲「太閒了」，我們每個人都會帶著頑皮會心的笑臉，頻頻點頭。

古人在修身養性上就有一個觀念：「人在無事時要訓練悠閒；在有事時要表現從容。」現代人常常無事就恐慌，有事就急切，這些都違背了養生的觀念，會把自己的生命力變短了。做任何事情，就像做「平治正行」的動作一樣，先要穩定心情，然後注意自己的身形是否中正——行動是否中正不偏。確定如此原則之後，以輕鬆的態度去進行，就很容易進入問題的根本；從最根本處著手改善，再逐漸影響全局，達到正本清源的效果。

我們平日行止之間，要隨時保持中正不偏。像許多上班族打電腦的姿勢不正確，沒注意到中正平衡，長久下來手腕的筋骨肌肉因扭曲變形而受傷，於是氣血凝滯在這裡，造成痠痛現象。要想避免這種狀況，當然平時就要養成中正不偏的習慣，如果問題真的發生了，就必須勤練功夫，從打通淤滯氣血開始著手，循規蹈矩的練習，慢慢將氣血帶到手指末梢，洩掉不潔之氣，才能讓手腕筋骨恢復暢通無阻。

平治正行功法

對治：電腦肘、腕指肌腱炎、容易感冒、青春痘、肩膀痠痛。

動作說明

1. 雙腳與肩同寬，平行站立，呼吸自然。如圖一。
2. 雙手前甩，與肩同高，掌心朝下。如圖二。

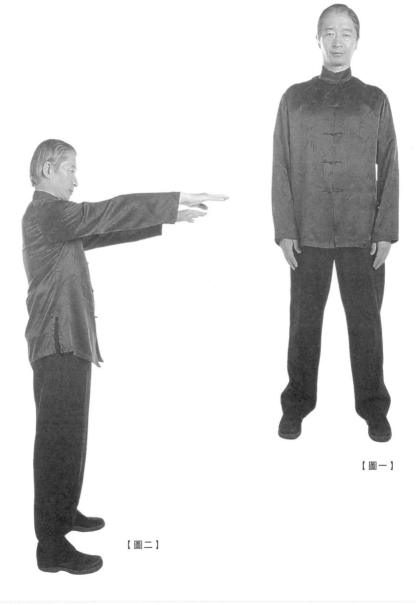

【圖一】

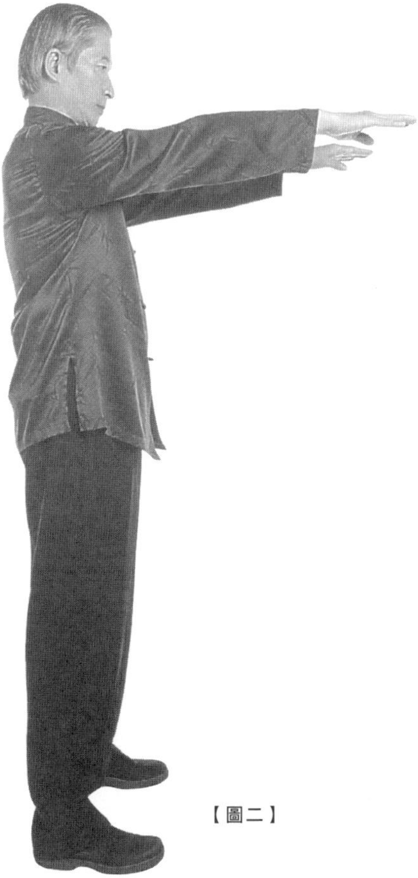

【圖二】

3.再順著後甩，像鐘擺似的往後甩到舒服的位置。如圖三。

4.如此前後擺盪為一下，甩到第五下時，手往下同時屈膝微蹲，輕彈兩下。如圖四。

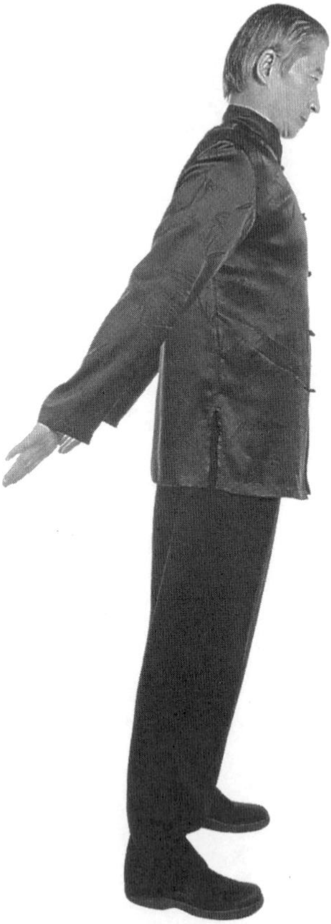
【圖三】

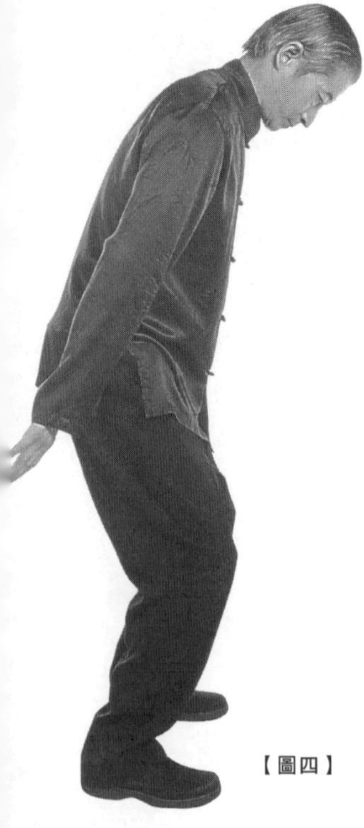
【圖四】

重點提示

●甩手動作練習久了之後，完全靠氣機帶動雙手的韻律，不需要刻意用力，練習的時候全身放鬆，雙手自然擺動。

●甩的時候發現左右手不平衡，要用「心」協助有障礙的一邊，讓身體上上下下都處於平衡的狀態。

●每回練習十分鐘，如果能甩到三十分鐘，功效更好。

功效

「平治正行」的動作讓氣血達到手指末梢，排出不潔之氣，然後藉由十指連心的道理，讓氣血回流循環，使氣脈通暢，筋骨鬆開，變得靈活、有彈性。動作十分簡單，對於各種病變幾乎都有助益，尤其是慢性病特別有效。

養生食譜

梅子具有活化細胞的功能。古人說：「望梅止病。」因為梅子能斂肺止咳、生津止渴。

新鮮梅子具有治虛勞、解毒等功效。話梅可生津助消化。陳皮梅能化痰、開胃、順氣。梅醬可增加胃酸，幫助消化、開胃。

但是胃酸過多，或是胃潰瘍、十二指腸潰瘍的患者則不宜多食。

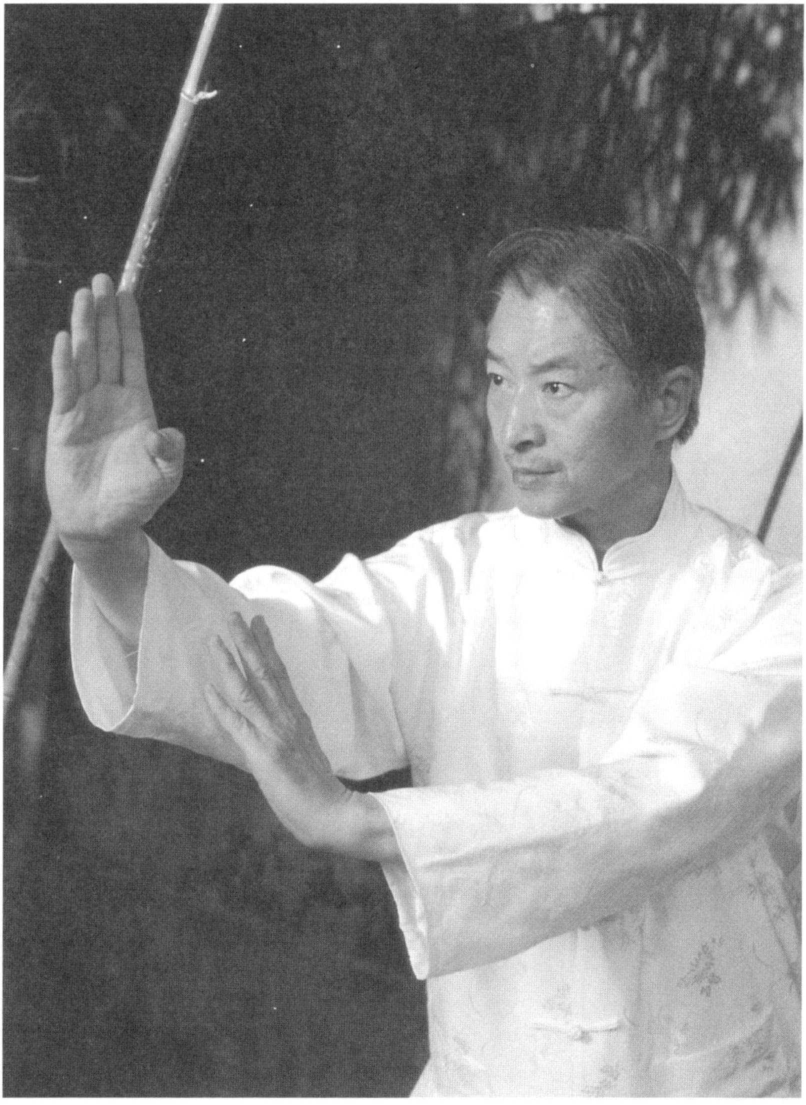

搖擺中定

有一回，我師父說：「我教你一種功夫，但是你必須把前面所學的，完全拋開，你如果做得到，我就教你。」當時，我一聽有功夫可學，便毫不猶豫的說：「可以做到！」話還沒說完，腦子就轉了，開始想為什麼要把前面所學的通通拋開呢？可是師父說的話不可違背，所以當時也就抱著這麼一個念頭，不管三七二十一，廢話少說，多思無益，懂之必然照做，不懂做了便懂，就怕不懂胡思亂想，懂了還怠慢，既不尊師重道又耽誤自己，犯了雙重錯誤；於是就這麼打定了主意，氣一沉，心一放，由一而始，始終如一。

可是要把之前學過的完全拋開，果然不是一件容易的事情，過程中常常出現一些衝擊。因為我會把以前所學的功夫跟當時所練的功夫穿插遊走，雖然在功法上並不覺得有任何不對勁，但心裡還是犯嘀咕，以前的功夫忘懷不掉，現在的功夫練得不夠精準，於是只好再去請教師父，結果師父說：「來時順隨，去時勿留，不可攀之，不可斥之。」

來的時候把它留住，去的時候不要理會它，把它放走，不去攀這個緣，也不去排斥這個緣，也就是說讓它自自然然來，自自然然去。這就跟我們平常靜坐的時候一樣，有時候不坐反而不會有那麼多想法，一坐下來，想法叢生，這時候如果用心想拋掉這些念頭，反而疲於奔命，無能為力；可是要繼續想下去，就會一生二，二生三，念頭愈滾愈大。所以最好的方法就是讓它自然而來、自然而去，秉持自然的原理去走。在這來去的中間會有一個空檔，可以讓你歸零，只要自然無為，慢慢的就會愈來愈容易抓住這個歸零的感覺了。

練功也是一樣，不要小看任何一個功法，要了解其精髓在哪裡。「搖擺中定」這個小小的動作，從小幅度的拍打到腰部的震動，在拍與補之間造成脊椎的通利。很多人小看它，不知道它的效果。很多人又太急，大力的拍，反而造成身體動盪不安。只有中定沒有搖擺產生不了效果，只有搖擺沒有中定造成太大的動盪，形成不安。中定跟搖擺一定要配合，配合好之後，從腰腹的舒暢，以致於兩腿的穩定，一直到上半身、五臟六腑，都能達到非常好的效果。

搖擺中定功法

對治：經期不順、便秘、腎臟衰弱、消化不良、脹氣。

動作說明

1. 雙腳較肩略寬，平行站立，身形中正，膝蓋略彎，呼吸自然。

2.腰部自然韻律，左右轉動，兩手手臂自然擺動，用腰帶動轉身。如圖一、圖二。

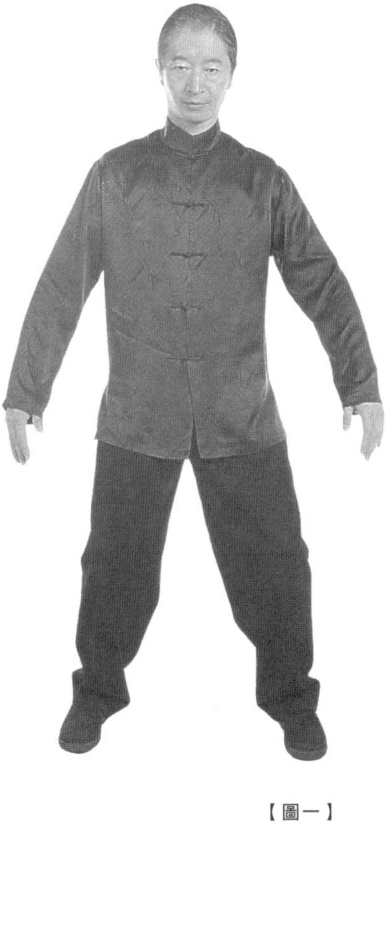
【圖一】

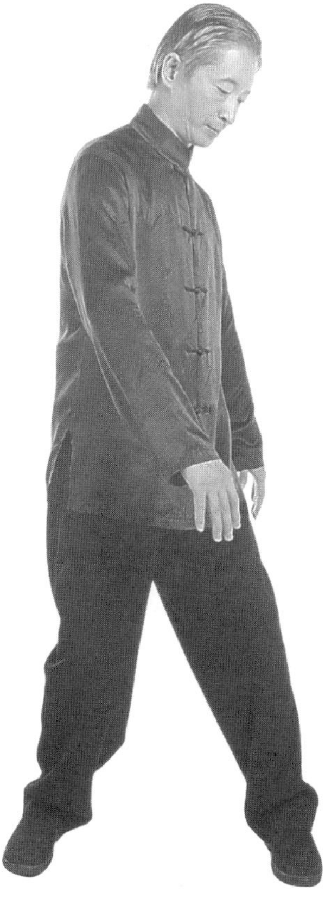
【圖二】

3.前手手掌拍在褲袋口位置，後手拍在相對應的臀部，兩手一前一後，平衡平均。如圖三、圖四。

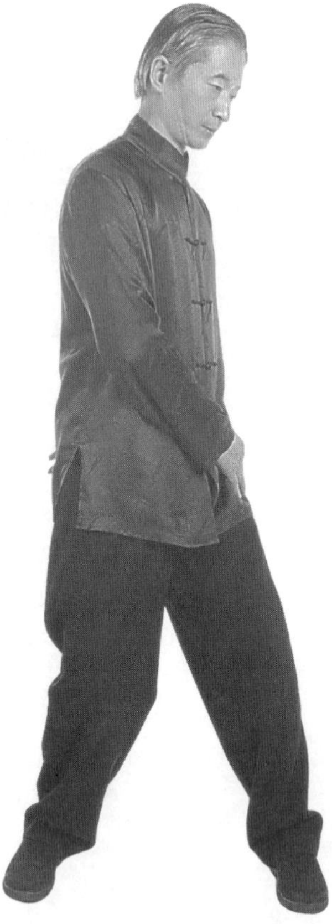
【圖三】

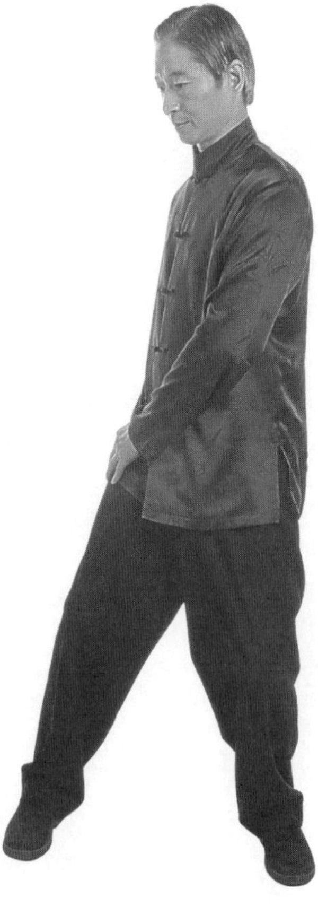
【圖四】

重點提示

●拍動兩胯要有如波浪鼓，輕鬆的左右擺動，擺幅不要太大。
●拍打時切勿過於用力，以緩和爲主。
●每回可練習十分鐘。

功效

「搖擺中定」的動作以左右對稱爲主。搖動時以腰爲樞紐，腰部保持微妙的靈活度，身體自然輕鬆下來。

養生食譜

在五行上，與腎相輝映的為黑色，故黑色食物均具有益腎的功效。

例如黑豆，具有補脾腎、解毒的功能，且含豐富的鐵、鈣。每天一杯黑豆漿，可以促進骨骼發育，增強抵抗力。

又如黑色的海帶，蛋白質含量豐富，且富含鈣質，對於高血壓、骨質疏鬆症、貧血、甲狀腺腫大等疾病都有預防的功效。海帶涼拌簡單好做，或是來一個黑豆、海帶滷鍋，則有雙重效果！

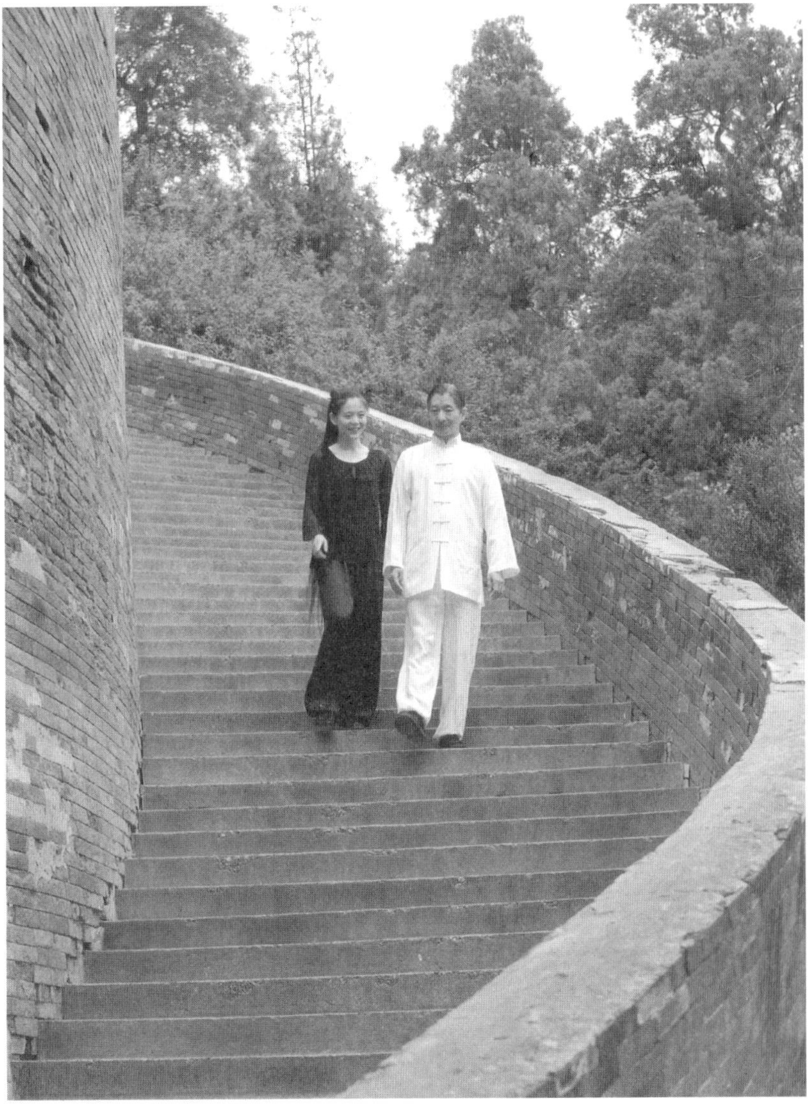

懷抱滿足

當我們站立的時候，全身的骨骼與神經會因為地心引力而往下堆疊，於是氣血順勢下墜。如果站得太久，氣血回流不易，便滯留在腿筋上，造成了腿痠的現象。一開始可能只是感覺腿有點痠，動一動讓氣血流通一下就沒事了，但如果小問題不注意，時間一久，淤積的氣血便會浮現於表皮，產生靜脈曲張的現象，這時就要花更大的功夫才能把它練好了。

古人常言：「小過壞大事。」我們從小到大也都有經驗，有時無心之過所捅的摟子比有心之過還大。甚至在一生中，無心之過比有心之過要多。記得小時候，如果不小心摔破一個杯子，母親就說：「怎麼不小心啊！」我總是接一句：「我不是故意的！」母親就說：「不是故意的，那就是存心的！」小時不懂，總覺得大人跟我們過不去，長大後才真的感受到，我們根本不需要刻意去犯任何過錯，只要不謹慎，這一生中真不知道要累積多少問題呢！

但是，小過壞大事，相對的小兵亦能立大功。我們在養生的實踐中，要對自己的作風隨時保持警惕。身心各方面都要維持在沒有界限的狀態之下，保持隨時可以與現狀銜接起來的敏感度，並抱持著沒有缺失的態度，行事時一絲不苟，做到百分之百的努力。如果沒做好準備就行動，容易因偏執而太主觀，導致出錯；即使已有了準備，也要注意合理的運用各項條件，不能使之用老而過度，以免「物極必反」。如此則能獲致最充足、完滿的結果。

「天有不測之風雲」，跟「人有不測的情緒」，道理是一樣的。中國道家有個說法：天是一個大周天，人是一個小周天，天地之間如果發現任何問題的時候，我們只要一警惕，一收斂，一改善，它就不會鑄成大錯。但是如果小的警惕沒有警惕到，中的警惕又不太警惕到，那大問題就慢慢地浮現出來，到最後可能就不可收拾了！

懷抱滿足功法

對治：久站腿痠、小腿腫脹、膝關節退化、關節炎、坐骨神經痛。

動作說明

1. 坐定，身形中正，保持放鬆，呼吸自然。如圖一。
2. 吸氣時，左腿曲膝上提，兩手抱腿、挺胸、直腰，讓大腿盡量貼近胸腹，腳尖朝上。如圖二、圖三。

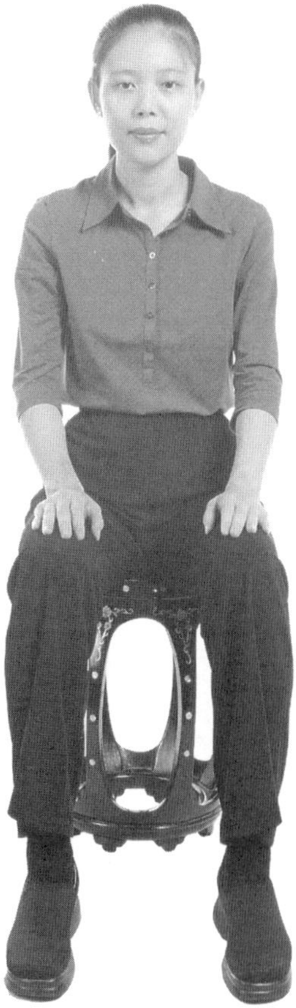

【圖一】

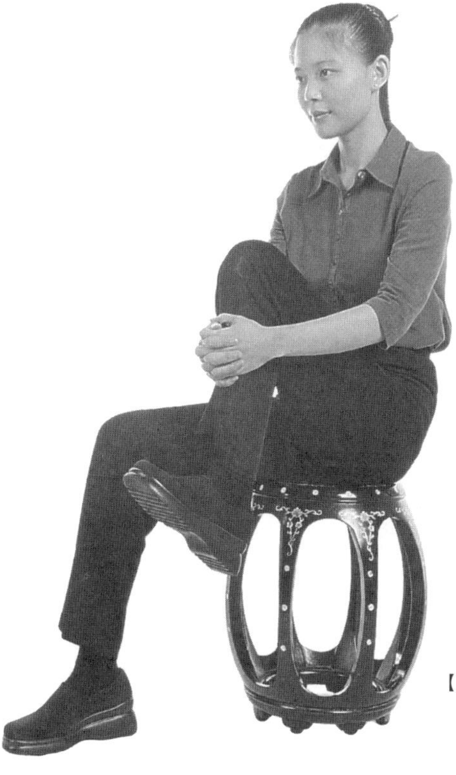

【圖二】

3.吐氣放鬆，腿向前下方緩緩伸直之後，再慢慢把腳放下。如圖四。

4.接著右腳以同樣方式動作：吸氣抱腿、貼住胸懷、吐氣伸腿、緩緩放下、全身放鬆。

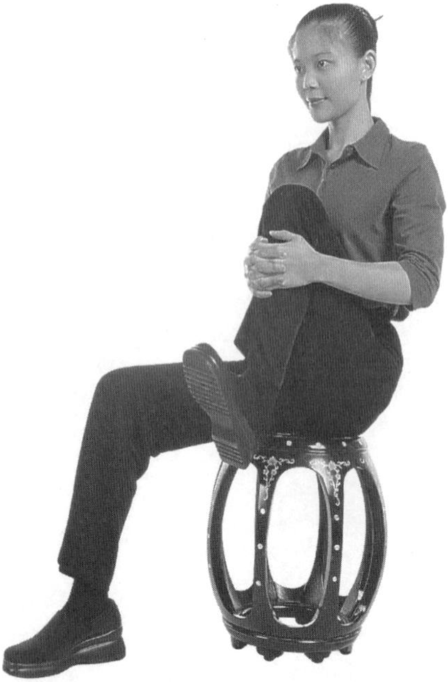

【圖三】

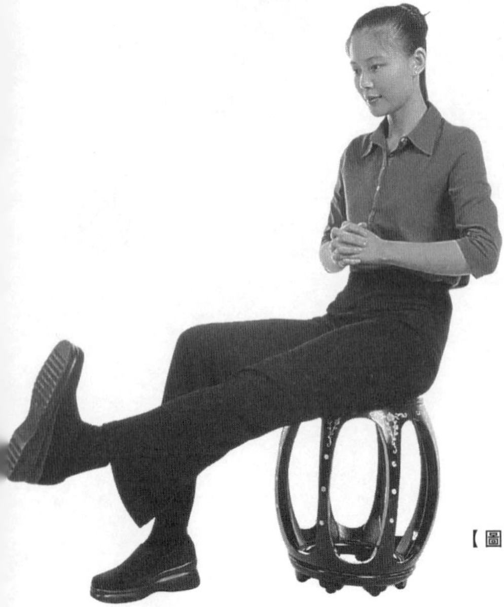

【圖四】

重點提示

●吸氣時腿貼緊身體；吐氣時腿伸直。
●兩腿交替練習，每回可練習十分鐘。

功效

「懷抱滿足」藉由一緊一鬆的帶動，將滯留在筋骨之間的累積物衝開，打通血脈阻塞之處，不但肌肉得到舒緩，氣血回流也會更好。

養生食譜

香菇含有蛋白質、脂肪、多醣類等，具有強化骨骼、降低血壓、益氣健膚等功效。

新鮮香菇對於治療精神疲勞、動脈硬化、或是感冒都有很大的幫助。曬乾的香菇則含有豐富的維他命D，可以幫助鈣質造骨，避免佝僂病、軟骨症、骨質疏鬆的產生。

用香菇與筍子熬煮成湯，不但清香鮮美，可以促進食慾，對於一般人或是病人，都是滋補佳品。

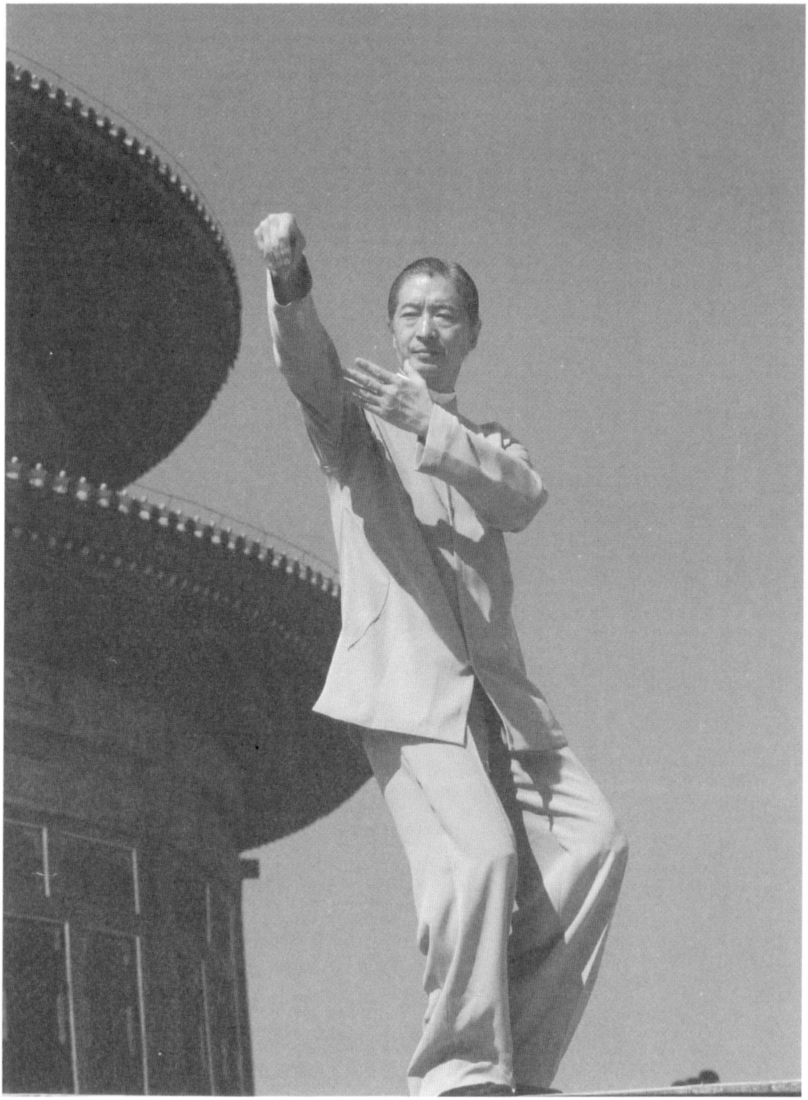

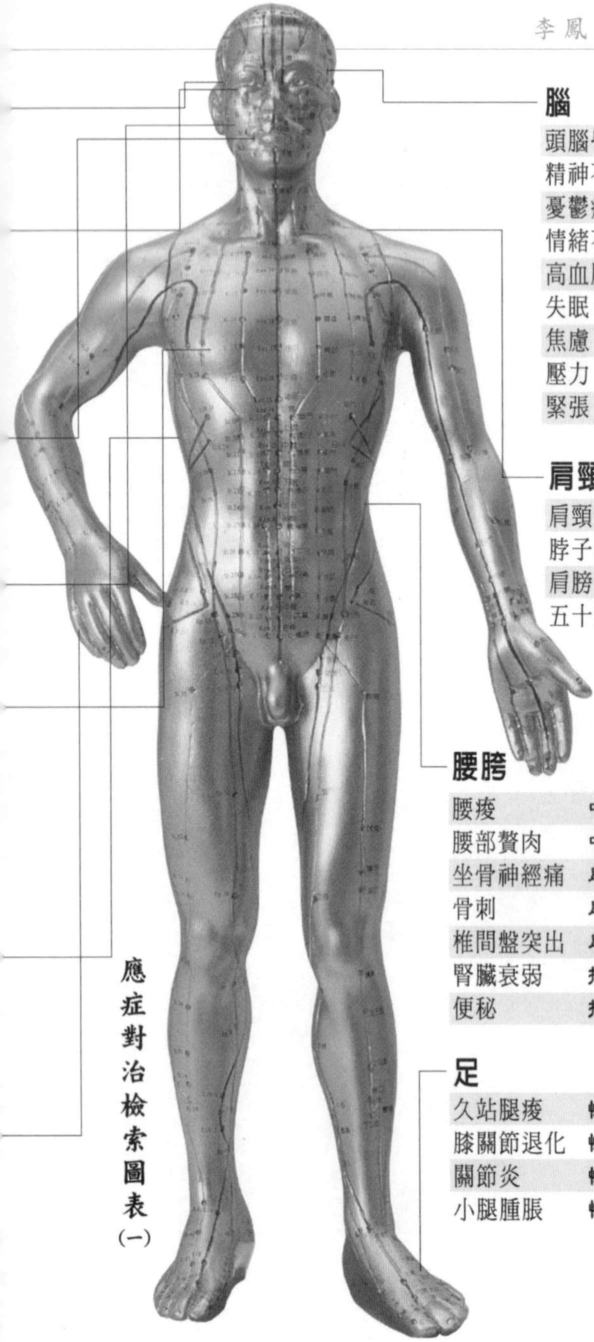

應症對治檢索圖表(一)

腦

頭腦昏沉	和合首俯
精神不集中	和合首俯
憂鬱症	定靜安慮
情緒不穩	定靜安慮
高血壓	坐定擎天
失眠	坐定擎天
焦慮	定靜安慮
壓力	定靜安慮
緊張	揣摩疏通

肩頸

肩頸僵硬	天行運轉
脖子僵硬	後顧無憂
肩膀痠痛	平治正行
五十肩	天行運轉、曲中求直

腰胯

腰痠	中和無偏
腰部贅肉	中和無偏
坐骨神經痛	卑恭伏地、懷抱滿足
骨刺	卑恭伏地
椎間盤突出	卑恭伏地
腎臟衰弱	搖擺中定
便秘	搖擺中定

足

久站腿痠	懷抱滿足
膝關節退化	懷抱滿足
關節炎	懷抱滿足
小腿腫脹	懷抱滿足

整體性對治

容易疲勞（體力差）	天行運轉
容易感冒	平治正行
容易發脾氣	天行運轉
自律神經失調	定靜安處
內分泌失調	揣摩疏通
氣血不順	揣摩疏通
怕冷	揣摩疏通
開車疲勞	和合首俯

頭

頭痛	坐定擎天

眼

視力保健	後顧無憂
眼睛疲勞	後顧無憂
乾眼症	後顧無憂
飛蚊症	後顧無憂

口

火氣大（口臭、口乾舌燥、嘴巴破洞）	坐定擎天
牙痛（牙齦腫脹）	坐定擎天

臉

青春痘	平治正行

胸腹

氣脈不順（胸口煩悶、心悸）	天行運轉
胃潰瘍（胃痛）	揣摩疏通
消化不良（慢性腸胃炎）	搖擺中定
脹氣	搖擺中定
經期不順（婦女病）	搖擺中定

背

背痛	中和無偏、曲中求直
脊椎變形（脊椎側彎）	曲中求直、中和無偏
骨刺	曲中求直

手

電腦肘	平治正行
腕指肌腱炎	平治正行

應症對治檢索表（二）

	功法	對治	養生食譜	功效
1	定靜安慮	焦慮、壓力、自律神經失調、情緒不穩、憂鬱症	米麴	精神穩定
2	揣摩疏通	緊張、胃潰瘍、氣血不順、內分泌失調、怕冷	梨	滋陽潤肺
3	曲中求直	脊椎變形、脊椎側彎、骨刺、背痛、五十肩	高麗菜	強筋補骨
4	坐定擎天	火氣大、失眠、高血壓、頭痛、牙痛	西瓜	降火解熱
5	卑恭伏地	坐骨神經痛、骨刺、椎間盤突出	白米	調理脾胃
6	和合首俯	開車疲勞、精神不集中、頭腦昏沉	豆類	促進代謝
7	天行運轉	肩頸僵硬、五十肩、容易疲勞、氣脈不順、容易發脾氣	綠色蔬菜	強肝排毒
8	後顧無憂	視力保健、眼睛疲勞、乾眼症、飛蚊症、脖子僵硬	葡萄	滋養補氣
9	中和無偏	腰痠、背痛、脊椎變形、脊椎側彎、腰部贅肉	桑葚	內外兼顧
10	平治正行	電腦肘、腕指肌腱炎、容易感冒、青春痘、肩膀酸痛	梅子	活化細胞
11	搖擺中定	經期不順、便秘、腎臟衰弱、消化不良、脹氣	黑色食物	益腎解毒
12	懷抱滿足	久站腿酸、小腿腫脹、膝關節退化、關節炎、坐骨神經痛	香菇	消除疲勞

梅門一氣流行養生學苑介紹

「梅門一氣流行養生學苑」成立於1989年，旨在將中國傳統導引術——「氣功」，結合武術、修行、醫道等觀念詳加闡揚，藉此發揚每個人內在「身心合一」、「文武雙全」的潛能智慧。本學苑在李師父用心主持下，教學不求燥進，不講迷信，依循中國傳統「動靜兼修、內外兼養」的修行法則，循序漸進地教導學員如何在「練氣」的過程中，放鬆身心、控制呼吸；並進而從循規蹈矩的眞修實練中，逐步調整身心、滌慮煩憂，提升身、心、靈整體的健康，以達到身、心、靈三方面的完美協調，並將所學融入日常生活之行、住、坐、臥當中，以培養出圓融無礙的健全人格。

「梅門一氣流行養生學苑」授課內容包括：初級養生氣功班的達摩易筋經洗髓功，中級渾圓一氣功班的柔身及樁步功法，進修班的太極拳、推手、內功心法，資深班的少林拳、八卦掌、刀法、劍術、棍法等中國武術及修行心法，並有專爲殘障朋友開設之坐式養生氣功班，以及專爲兒童開設之兒童武學、幼兒武學等課程。希望現代人能夠溯源回流，重新尋回自古相傳之養生、健心、強身、防身之道，使弱者變強、偏者導正，讓人人都能在心境上踏實穩定，在功法上紮實精進，在生活中觀念正確，在工作上盡情發揮，以致於最後終能達到「修身養性」的目的。

國家圖書館出版品預行編目資料

李鳳山上班族養生之道／李鳳山著--初版--臺北市：商周出版：城邦文化發行，2002〔民91〕
面；　公分．--

ISBN 957-469-827-0 (平裝)

1.氣功　2.健康法　3.修身

411.12　　90019859

李鳳山上班族養生之道

書　　名／李鳳山上班族養生之道
作　　者／李鳳山
企　　劃／梅門一氣流行養生學苑
文字整理／張麗雪
攝　　影／連慧玲
主　　編／彭之琬

發 行 人／何飛鵬
法律顧問／中天國際法律事務所周奇杉律師
出 版 者／商周出版
台北市100愛國東路100號2樓
電話：(02) 23587668　傳眞：(02)23419479
e-mail：bwp.service@cite.com.tw
發　　行／城邦文化事業股份有限公司
台北市100愛國東路100號4樓
電話：(02) 23965698　傳眞：(02) 23979851
劃撥：1896600-4　城邦文化事業股份有限公司
城邦閱讀花園網址：www.cite.com.tw
e-mail：service@cite.com.tw
香港發行所／城邦（香港）出版集團有限公司
香港北角英皇道310號雲華大廈4字樓504室
電話：25086231　傳眞：25789337　Email:citehk@hknet.com
馬新發行所／城邦(馬新)出版集團
11.Jalan 30D/146, Desa Tasik, Sungai Besi,57000,Kuala Lumpur,Malaysia
電話：603-90563833　傳眞：603-90562833

設計排版／何偉靖
印　　刷／聯雲印刷事業有限公司
總 經 銷／農學社
電話：(02) 29178022　傳眞：(02) 29156275

■2002年1月1日初版一刷
■2002年2月1日初版十六刷
定價280元

 ISBN 957-469-827-0

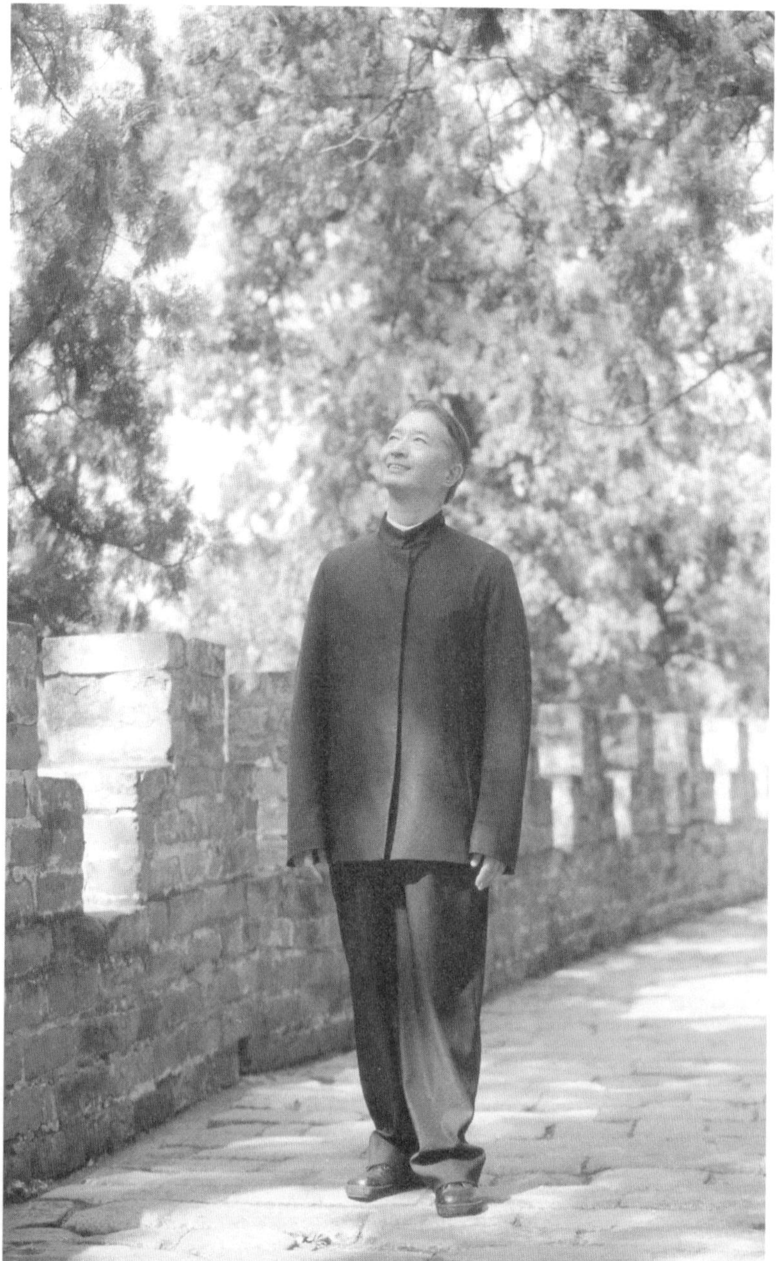

李鳳山師父小傳

行者・醫者・俠之隱者

李鳳山師父，祖籍北平，從小跟隨父親習武、鍛鍊耐性，其後更是機緣巧遇，得到許多武學奇人、修道高人的傾心相授，以致後來終能走出一條崇尚修身養性的內在鍛鍊之路，不僅加強了武術的修為，並以「動靜兼修、內外兼養」作為淑世濟人的理想。

早年，李鳳山師父於國防部情報局擔任教官時（1977～），即陸續接受各方請教有關武術、氣功以及修道方面的問題。之後，隨著學習人數的日益增加，並為鞏固一個適切的傳道授業、解惑除迷的環境，於是在1989年正式成立「梅門一氣流行養生學苑」，教授傳統養生術、各種武術以及中國源古一脈相傳的修身養性之道，讓有心傳承中華道統的朋友們，能夠凝聚一堂，一起穩定的進修受益，健全身心。

李師父始終以「明白的師父」自勉，目的在「傳生活之道、授養生之業，解生命之惑」。為成就「己立立人，己達達人」的理想，李師父除了成立共修環境「梅門一氣流行養生學苑」之外，並服務各地機構、單位，含括內政部警政署刑事局、經濟部、調查局、台北市肢體傷殘重建協進會、泰山企業、康健雜誌文化公司等氣功研習單位授課。多年來更應邀在中視晨間新聞、公共電視、台視文化公司、常春月刊、民生報、中國時報、中華日報、大成報等視聽及平面媒體上開闢養生單元，或示範教學，或執筆細剖，深入淺出、循循善誘，使社會大眾對氣功有更正確的認識。除此之外，李師父多年來亦身兼國科會氣功研究顧問一職，參與國內氣功先驅型的科學實驗，使「氣功」領域的研究更廣為一般人所認識，成效卓著。

目前，李師父著作計有《李鳳山練功秘笈》（自然風出版，2000）、《李鳳山養生之道》（商周出版，2001）、《李鳳山親子氣功》（新手父母出版，2001）等。其他相關著作亦將陸續問世。

如果讀者朋友對於氣功、武術或身體健康等各方面有任何問題，皆可來電與「梅門一氣流行養生學苑」連絡；也可塡妥下列表格，剪下（或放大傳眞）寄給「梅門一氣流行養生學苑」，索閱《梅門一氣流行》雙月刊、或「氣功觀念問與答」等，從中了解李師父的觀念、學員練功心得，以及最新活動訊息。

梅門一氣流行養生學苑

地址：台北市廣州街10之4號

電話：(02)2361-7919　傳眞：(02)2382-6996

網址：http://www.taoman.com.tw

姓名		地址		
電話	(H)	(O)	手機	
E-Mail			傳真	
索閱	☐ 梅門一氣流行雙月刊		☐ 氣功觀念問與答	

（索閱者請附回郵信封）